全国著名小儿推拿流派

孙德仁河东流派

少儿推拿

孙德仁 主编

青岛出版集团 | 青岛出版社

图书在版编目（CIP）数据

孙德仁河东流派少儿推拿 / 孙德仁主编 . —— 青岛：
青岛出版社，2023.9

ISBN 978-7-5552-8865-7

Ⅰ.①孙… Ⅱ.①孙… Ⅲ.①小儿疾病 – 推拿
Ⅳ.①R244.154

中国版本图书馆 CIP 数据核字（2021）第 158114 号

《孙德仁河东流派少儿推拿》编委会

主　编	孙德仁
副主编	王建红　梁晓阳　夏慧萍
编　者	师晓乐　孙泽锋　李 雪　闫炳北　陈博睿
	吴佳荣　杨 锐　张红卫　张淑贤　张鹏飞
	郑建军

书　　名		SUN DEREN HEDONG LIUPAI SHAOER TUINA 孙德仁河东流派少儿推拿
主　　编		孙德仁
出版发行		青岛出版社
社　　址		青岛市崂山区海尔路182号（266061）
本社网址		http://www.qdpub.com
邮购电话		0532-68068091
责任编辑		刘晓艳　刘 媛　曲爽杰
封面设计		刘海艺　曹雨晨
书名题字		孙永显
全案制作		悦然生活
内文图片		悦然生活　海洛创意
印　　刷		青岛新华印刷有限公司
出版日期		2023年9月第1版　2023年9月第1次印刷
开　　本		16开（710mm×1010mm）
印　　张		13.5
字　　数		150千
图　　数		220幅
书　　号		ISBN 978-7-5552-8865-7
定　　价		45.00元

编校印装质量、盗版监督免费服务电话：4006532017　0532-68068050

序一

余从医 50 余载，知医之难，幼科为最。幼科自古以来又被称为哑科，亦谓之"五难"。小儿脏腑娇嫩，形气未充，有疾者，汤丸难咽，针灸难施。唯少儿推拿，以手代药，以指为针，舒适安全，疗疾于喜乐之间，亦可养生保健，真仁术也。德仁孙君，余之同行，同事儿科，多有交流。7 年前曾为孙君总主编之"少儿推拿专业系列教材"作序。孙君致力少儿推拿 30 余年，锲而不舍，笃学笃行，承上启下，勤于笔耕，又得硕果，是为《孙德仁河东流派少儿推拿》。细览其书，图文并茂，学术自成一体，手法独具特色，理论与实践相辅相成，深入浅出，易学，易懂，易用。冰冻三尺非一日之寒，是书之成，乃孙君数十年心血之结晶，亦少儿推拿业内之幸事，其仁爱之心溢于书中，其功大矣。书将付梓，乐为之序。

居高声自远，非是藉秋风。愿河东流派少儿推拿花开遍地，福泽赤子。

朱锦善

戊戌年冬

朱锦善，著名中医儿科学家，主任医师、教授。历任中华中医药学会儿科分会副会长，全国中医药高等教育学会儿科教育研究会常务副理事长，中国中医药研究促进会小儿推拿外治分会常务副会长，中华中医药学会少儿推拿传承发展共同体名誉主席。

序二

　　《孙德仁河东流派少儿推拿》是河东少儿推拿流派当代掌门人孙德仁继承前辈学术思想、推拿技术，集几十年临床、教学、科研的力作。

　　河东少儿推拿流派已经有几千年的历史，为使河东少儿推拿流派焕发活力、再现辉煌，作为河东少儿推拿流派的当代代表人孙德仁，承上启下，以推广普及少儿推拿为己任，在扁鹊推拿的基础上，挖掘整理任化天、杨钊的手法技术，博采众长，汇通创新，首创少儿亚健康推拿调理分支学科，不断完善河东少儿推拿流派的理论和手法体系。其首创的"德仁儿推"商标已注册并取得国家专利，是少儿推拿业内的品牌。

　　少儿脏腑柔嫩，不堪药石之重。少儿推拿，以手代药，效果显著，少儿无任何痛苦，甚至是一种享受。河东流派少儿推拿就是根据孩子成长的不同年龄阶段的生理、病理特点，有针对性地进行养生保健调理和疾病防治，从而真正实现健康养生从孩子抓起。

　　本书注重理论联系实际，注重内容的实用性和全面性，系统地介绍了河东少儿推拿流派的理论特点、常用操作手法、特殊技法与穴位，全面讲述了少儿保健推拿、少儿偏颇体质调理、少儿亚健康状态调理和少儿常见病症推拿的治疗方法，独具特色，自成体系，使读者学以致用。

　　书将付梓，嘱吾作序，先睹为快，亦幸亦乐。

　　愿天下每个孩子都得到少儿推拿的佑护。

同窗学弟

2018 年 12 月

王晋，副主任医师。从事临床医疗工作近 40 年。参与编写"少儿推拿专业系列教材"，任该系列教材的副总主编兼学术秘书，主编该系列教材之《少儿推拿中医学基础》《少儿推拿中医诊断学基础》。

自序

　　医者父母心，儿科医生尤是也。所谓医道至博，幼科最难。盖婴儿稚弱，不堪药石。前贤云"其有疾也，而欲治之，则肠胃脆薄，不胜汤丸；营卫微弱，难施针灸"。唯推拿之术，无毒无害，可治病，亦可健身。乃潜心钻研，挖掘整理，承扁鹊之道，得杨钊之术，拜张奇文、金义成为师，采众家之长，撷同行之果，融会贯通并致力创新，再现河东少儿推拿流派的辉煌。不为良相，便为良医，良工调理，尤贵精专。夫医之为技，不专其科，则不能得也，故几十年如一日，以推广普及少儿推拿为终生之使命。是以决意静心，未敢丝毫懈怠，笔耕不辍，砌字成书，名之《孙德仁河东流派少儿推拿》。

　　路漫漫其修远兮，吾将上下而求索。人生如此，医道如此，少儿推拿亦如此。

孙德仁 谨书

戊戌冬月

孙德仁，主任医师，山西省名中医，中华中医药学会少儿推拿传承发展共同体第一届委员会主席，全国老中医药专家学术经验继承工作指导老师，全国少儿亚健康推拿调理专家委员会主任委员，山西省河东中医少儿推拿学校校长。从事少儿推拿临床、教学、科研30余年。

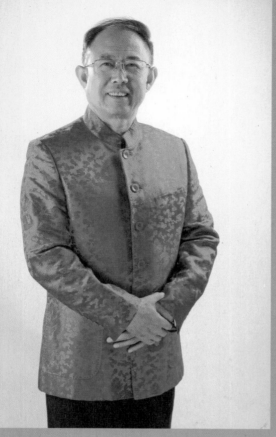

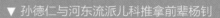
▼ 孙德仁与河东流派儿科推拿前辈杨钊

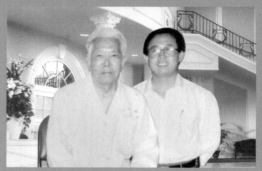

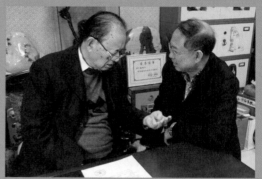

▲ 山西省名中医、河东少儿推拿流派代表人、山西省河东中医少儿推拿学校校长孙德仁

▲ 孙德仁与中医儿科泰斗张奇文

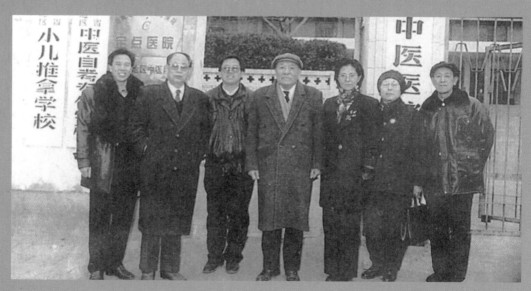

▲ 山西省河东中医少儿推拿学校前身——山西省运城地区小儿推拿学校。左三为孙德仁

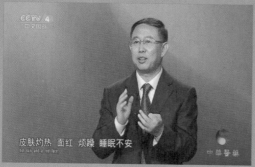

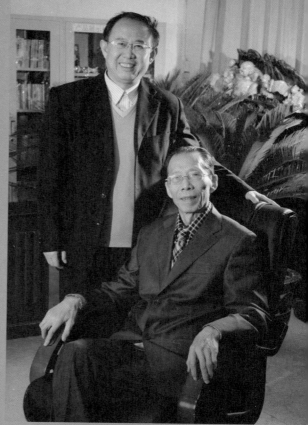

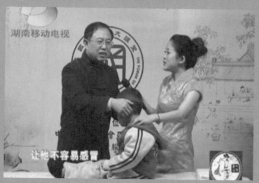

▲ 2010年10月孙德仁应湖南移动
电视邀请，在《国学国医大讲堂》
栏目讲学

▲ 孙德仁与小儿推拿泰斗金义成

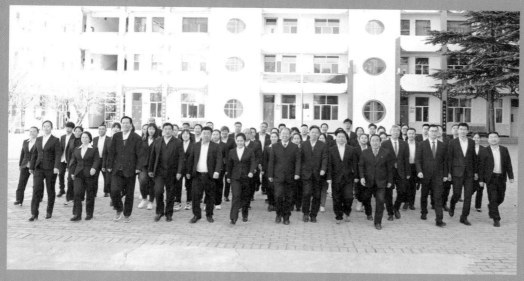

▲ 山西省河东中医少儿推拿学校秉持传统与创新共融发展的理念，
致力于儿科推拿技术走进千家万户

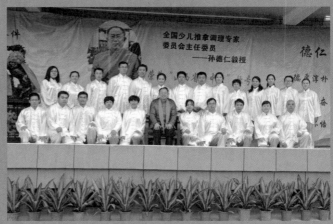

▼ 孙德仁与众徒弟合影（2017年11月15日）

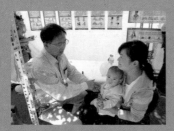

▲ 宝宝愉悦地接受推拿调理，孙德仁教授经常说：一个让少儿哭的推拿大夫，就不是称职的大夫

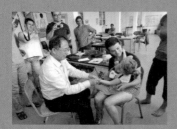

▲ 孙德仁教授赴法国讲学期间，给法国儿童实践神奇的儿科推拿疗法

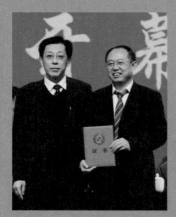

▲ 2018年11月27日，孙德仁当选为中华中医药学会少儿推拿传承发展共同体第一届委员会主席。中华中医药学会秘书长王国辰为孙德仁颁发主席证书

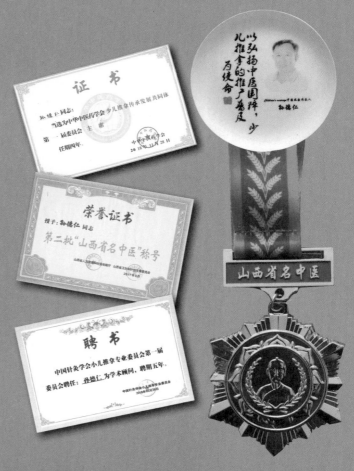

目录 CONTENTS

第一章 河东流派少儿推拿基础知识

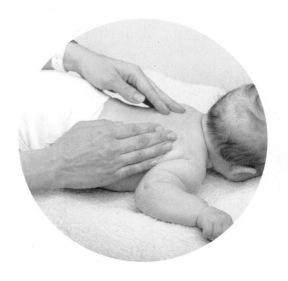

第二章 河东流派少儿推拿学术思想与特殊技法

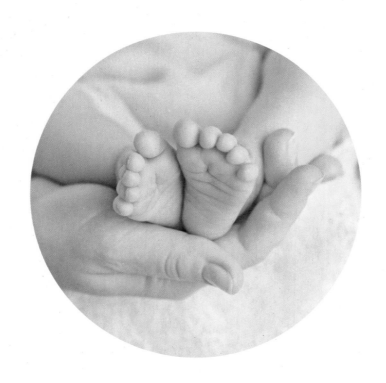

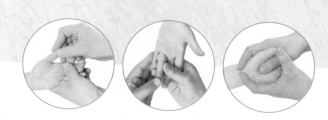

 第三章　河东流派少儿推拿常用手法

第四章 河东流派少儿推拿常用穴位

第五章　少儿保健和居家调养推拿

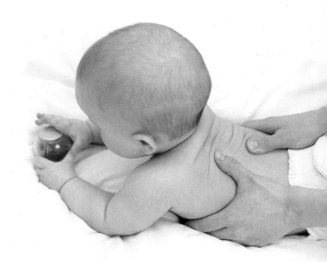

第六章 少儿亚健康推拿调理

第七章 少儿常见病症推拿治疗

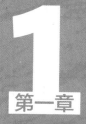

第一章

河东流派少儿推拿基础知识

河东流派少儿推拿历史渊源及传承

河东流派少儿推拿发源于黄河岸边古称河东的山西运城。黄河是中华文明的摇篮，相传山西运城一带曾经是战国时期名医扁鹊行医的地方。该地区的少儿推拿非常盛行，其操作方法与三字经流派和湘西流派都有不同，富有特色。

扁鹊——河东少儿推拿流派始祖

汉代韩婴所著的《韩诗外传》，以及司马迁的《史记》都记载了扁鹊治疗虢国太子尸厥的故事，赞扬了扁鹊的针灸、推拿医术。据有关史料和现存文物考证，扁鹊带领子同、子明、子游、子仪、子越等弟子在山西运城（古称河东）用推拿、针灸为百姓治病，深受欢迎。扁鹊因此被称为河东少儿推拿流派的始祖。

河东少儿推拿流派传承

河东少儿推拿流派继承人，有20世纪50年代的任化天、70年代的杨钊，他们都是河东民间少儿推拿的高人。

任化天	杨钊	孙德仁
山西运城人，民间儿科名医，从事少儿推拿60余年。其"婴幼儿太极按摩"疗效独特，安全舒适，无痛，无副作用，深得群众信赖与好评。当地流传"小儿若要安，离不了任化天"。	山西浮山人。20世纪30年代跟私塾老师学习少儿推拿。抗日战争时期，以少儿推拿为掩护从事地下工作。山西解放后，曾任晋南（运城）地区中级人民法院院长。1983年离休。离休后专职从事儿科推拿，治疗儿童十余万人次。因疗效好、影响大而于1989年被评为山西省劳动模范。著有《临床推拿三百例》。	山西省名中医，中医主任医师，1983年毕业于山西中医学院，被分配到山西运城地区中医院儿科。以研究推广少儿推拿为使命，拜杨钊为师，得其真传。在继承民间儿科推拿经验的基础上博采众长，融合创新，使河东少儿推拿流派的理论和技法更加完善，再现辉煌。

少儿的生理特点

少儿充满生机，在生长发育过程中，无论在机体的形态结构方面，还是各种生理功能活动方面，都是在不断地、迅速地向着成熟、完善的方向发展。少儿的生理主要有"脏腑娇嫩、形气未充""生机蓬勃、发育迅速"的特点。年龄越是幼小的少儿，表现越是突出，体格生长和智能发育的速度越快。

脏腑娇嫩，形气未充

少儿之体属"稚阴稚阳"，被喻为"草木之方萌"。如良好的自然条件有利于小树成材一样，少儿推拿因其对身体的良性刺激，作为优良条件有益于少儿身心的健康成长。而成人则已经长大、定型，主要用于少儿的推拿方法已经难以对其进行重塑，因此一般的少儿推拿特定穴与操作方法就很少用于成人了。

少儿"稚阴稚阳"的生理特点（"阴"是指精、血、津液等物质，"阳"是指体内脏腑的各种生理功能）决定了他们体质嫩弱，御邪能力不强，不仅容易被外感、内伤诸种病因伤害，而且一旦发病，病情变化多而迅速。少儿脏腑的形气表现为相对不足，其中以脾、肺、肾三脏尤为突出，而三者之间又相互联系，"脾常不足"则气血生化无源，"肺常不足"则卫外不固，易感外邪，"肾常不足"则肾不纳气，又往往导致肺气虚弱。因此，少儿推拿重在调理脾肺肾。

少儿皮肤及皮下组织，甚至经络的灵敏性与成人大有区别。少儿皮肤薄、皮脂少，血管丰富、神经网络与经络穴位不断构建和发育，所以轻轻地推、摩、运、揉等刺激即可促使少儿机体迅速感知并反应，例如，推七节骨、推三关、退六腑和推箕门等，用指腹，力度轻，频率快，起效速。而成人皮肤厚、老茧多，角化层、皮下脂肪层厚重，一般的指推法、指运法和指摩法难以透达肌肤深层。例如：成人

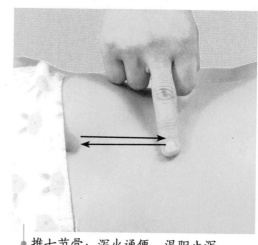

● 推七节骨：泻火通便，温阳止泻

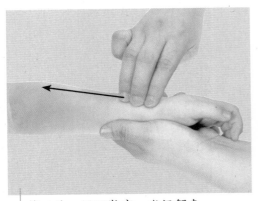

推三关：温阳散寒，发汗解表

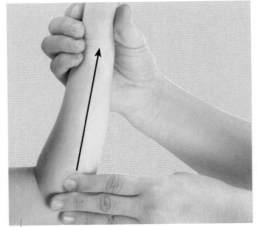

退六腑：清热解毒

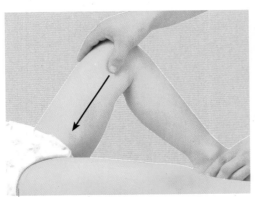

推箕门：清热利尿

平推法，掌根施术，借助体重，蓄力于掌，倾力推之，去重回轻，该法于少儿反不适宜。

生机蓬勃，发育迅速

　　这表明少儿的生长与发育处于上升期。生长与发育的过程本身就是适应环境、利用环境，壮大与发展自身个体的过程。与生长和发育迅速相适应的必然是吸收快、排泄快，以及对外界环境的适应快和利用快。成人生长和发育迟缓或停止，对外界的适应和利用也较迟钝。《推拿三字经》关于推拿次数有"婴三百，小三千，大三万"之说，可以看出，少儿推拿的手法和穴位用于成人时必须久推多推，甚至上万次推方能有效。这在临床的有限治疗时间（20～30分钟）内显然行不通。于是，成人推拿只得另寻他法了。

少儿的病理特点

少儿的病理特点为"发病容易、传变迅速"和"脏气清灵、易趋康复"。

发病容易，传变迅速

这对调理少儿亚健康状态，以及预防和治疗少儿疾病提出了很高的要求，即对少儿亚健康状态或疾病一定要快速果断处置，要未病先防，要已病防变。少儿推拿因其可以立即操作，可以随时辨证并增减穴位和手法，又常常能收到及时、良好的疗效，所以它是未病先防、已病防变，以及最大程度地满足辨证结果基础之上的最便捷、最灵活、最可靠和最及时的调理治疗方法。又因为少儿推拿可推广并进入家庭，所以其保健之功在促进少儿健康成长发育和疾病的预防领域亦占得一席之地。这些都是少儿推拿能够流传至今的原因。

脏气清灵，易趋康复

少儿患病之后，易于传变，但由于少儿生机蓬勃，机体发育迅速，活力充沛，脏气清灵，修复再生能力强，所以易趋康复。明代医家张介宾认为，其脏气清灵，随拨随应，但能确得其本而撮取之，则一药可愈，非若男妇损伤、积瘤痼顽者之比，余故谓其易也。这里，张氏所谈的"随拨"是指内治中药，其实，推拿等外治疗法也是"随拨"的重要手段，它们完全可以通过清灵的脏腑之气的感知与应答而起到与中药同样的治疗与调理作用。明代医家周于蕃认为，倘能察其病症，循其穴道，施以手法，则未有不随试而随效者。例如，成人慢性咳喘为世界性难题，几乎不能根治，而少儿慢性咳喘通过推拿胸、背、腰骶和丹田等部位却常能取效；又如，少儿鼻炎、斜颈等为少儿推拿优势病种，但若少儿已经年长，疾病已经日久才予以调治，则疗效较差。

当然，少儿推拿使用的手法和穴位也不是绝对不能用于成人，二者之间有些手法和穴位是通用并互补的。

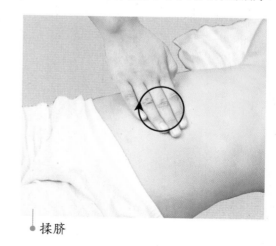
● 揉脐

阴阳五行学说与少儿推拿的关系

阴阳五行理论是中国古代朴素的唯物论和辩证方法，体现了中华民族辩证思维的哲学思想。中医学把阴阳五行理论应用于医学，形成了中医学的阴阳五行学说，促进了中医学理论体系的形成和发展。中医学的阴阳五行学说是中医学理论体系的基础之一和重要组成部分，是理解和掌握中医学理论体系的一把钥匙。

阴阳学说

在中医学中，讲病理变化常结合外在周围环境，不是孤立的，讲治疗也是讲整体的，不是局部的。这说明人与天地息息相通，天地四时起了变化，人体也会随之起变化。

阴阳学说就是运用阴阳的观念来解释人体的生理现象，从而确定治疗的法则，所以《黄帝内经》说："阴阳者，天地之道也，万物之纲纪，变化之父母，生杀之本始，神明之府也，治病必求于本。"即说明阴阳不仅是天地之大道理，也是万物发展的必然规律，一切事物的变化和生灭都是以它为依据，所以治病也要本着它。

凡是一切活动的、在外的、向上的、发热的、雄性的都属于"阳"。凡是一切静止的、在内的、向下的、寒冷的、雌性的都属于"阴"。阴阳是相对的两个方面，也是两个相反的属性，但是它们不能单独存在，若是单独存在则"孤阳不生，独阴不长"，宇宙万物就不复存在了。人体的阴阳也要互相协调、互相制约、互相作用，才能使身体健康，适应外在环境的变化，对外来致病因素有抵抗力。

这一切阴阳都是相互协调、时刻不停地遵循一定的规律运转的，如果天地阴阳不调而混乱了，则使自然界的六气成为致病的六淫之气（风、寒、暑、湿、燥、火），人们就会生病，这就是外因病。人体由于七情（喜、怒、忧、思、悲、恐、惊）引起阴阳不调，也会生病，这就是内因病。阳盛则阴病，阴盛则阳病，阳盛见热证，阴盛见寒证。

五行学说

五行学说是中国古代以木、火、土、金、水五种物质属性来概括自然界一切事物具有共同功能结构的朴素的系统理论。

我们的祖先随着对生活中物质的特征和相互关系认识的深入，发现自然界客观存在的方位、季节、气候、颜色、味道、声音等有所区别，于是就根据五行的特征来类比自然界的各种现象，从而形成了五方、五季、五色、五音、五谷、五畜等分类。

当认识人体时，古代医生也运用类似的归类法，将人体的脏腑、组织、器官和功能等进行归纳，形成了人体五行认识论，如五官、五脏、五体、五志等。

五行归类表

自然界								五行	人体						
五谷	五畜	五臭	五味	五色	五音	五方	五季		五脏	五腑	五官	五体	五液	五志	五声
麦	鸡	臊	酸	青	角	东	春	木	肝	胆	目	筋	泪	怒	呼
黍	羊	焦	苦	赤	徵	南	夏	火	心	小肠	舌	脉	汗	喜	笑
稷	牛	香	甘	黄	宫	中	长夏	土	脾	胃	口	肌肉	涎	思	歌
稻	马	腥	辛	白	商	西	秋	金	肺	大肠	鼻	皮毛	涕	悲	哭
豆	猪	腐	咸	黑	羽	北	冬	水	肾	膀胱	耳	骨	唾	恐	呻

五行的生克关系

五行学说是运用五行的特性来分析和归纳人体的形体结构及其功能，以及外界环境各种要素的五行属性（见上页表），将人体的脏腑分别归属于五行，以五行的特性来说明脏腑的部分生理功能、病理变化和相互影响。例如，五行相生则五脏相辅相成，促进人体的生长发育；五行相克则五脏内部相互协调，保持均衡，身体就处于健康状态。在治疗时掌握它的生克乘侮规律，可推断五脏疾病和亚健康状态的发展趋势，从而给予更好的治疗方法。

五行中，水生木，木生火，火生土，土生金，金生水。既然相生，就有"母亲"，有"儿子"。母子之间有遗传，有亲情。一般而言，"母亲"强壮，"孩子"才会强壮。金克木，木克土，土克水，水克火，火克金。世界万物就是这样通过互相制约维持着一种平衡关系。在中医学中我们运用五行的这种生克关系来认识脏腑疾病。

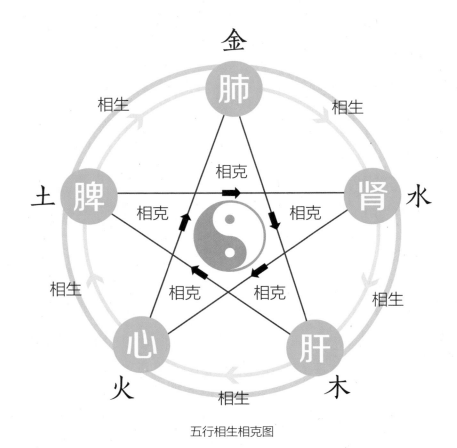

五行相生相克图

少儿疾病的四诊要点

中医对少儿亚健康状态和疾病的诊断，虽然与临床其他各科一样，也是采用望、闻、问、切四诊合参的诊察方法，但由于少儿的生理、病理特点与成人不同，少儿疾病在演变过程中具有一定的特征。又因儿科自古以来被称为"哑科"，少儿"气血未充难据脉，神识未发不知言"，寸口部位短小，就诊时多不能与医生合作，影响气息和脉象，即使是较大少儿也往往不能正确地诉说病情。因此，少儿四诊的运用与成人有所不同，必须掌握重点。

望诊

望诊，是医生用视觉观察少儿的神色、形态、舌象，以及分泌物、排泄物等，以了解少儿的健康状态和病情的一种方法。

1 望少儿的神色

神色包括精神状态和面部色泽，凡少儿精神愉快、活泼伶俐、面色红润，都是气血调和、精力充沛的健康表现。少儿患有疾病时，就会出现烦躁不安、夜卧不宁等精神状态，面色可能出现萎黄，或苍白，或红赤等变化。面色与五脏的关系：面色发青多为肝系病症，也可见于虫积腹痛；面色红赤多为心系病症；面色发黄多为脾系病症；面色发白多为肺系病症；面色发黑而不润泽多为肾系病症。

了解孩子的健康状态，也可以通过望山根的方法。山根是指两目内眦间的位置。山根的形色变化，可反映少儿脏腑气血的盛衰和邪气之所在，尤其对5岁以下的少儿具有重要的诊断意义。山根纹色红，多为外寒内热的咳嗽与咳喘证。山根纹色黄，多为脾虚湿困，或脾胃湿热内蕴，或乳食积滞，运化失调的营养不良。山根纹色青，多为心肝火盛或肝风内动的急惊风，也可见于久病中气虚弱，木强土弱的慢惊风及肝气郁结，或肝脾不和而致的乳食积滞或惊泻等。

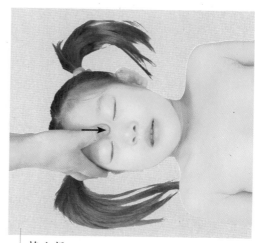

掐山根

2 望少儿的形态

望形态包括望少儿的头部囟门、四肢、躯干、肌肤、毛发、筋骨、指甲等。若少儿发育正常，四肢活动灵活，肌肉丰满，筋骨强健，皮肤毛发润泽，指甲红润饱满，这是少儿体态健壮的表现。当少儿患有疾病时，少儿的形态就可随脏腑气血的变化而发生变化。以指甲为例，少儿患肝系疾病时，因肝主爪甲，就可表现为指甲枯脆无光泽；少儿患心系疾病时，由于心主血脉，心血不足时可表现为指甲苍白，心阳不足时指甲可呈紫色；少儿患脾系疾病时，由于脾主肌肉，可表现为甲床凹凸不平；少儿患肺系疾病时，可表现为指甲焦枯质脆；少儿患肾系疾病时，可表现为指甲发育不良，指甲色暗、易劈裂等。

3 察少儿的苗窍

苗窍指的是人体外部器官的孔窍。中医认为人体脏腑气血发生某些病理变化时，就可能反映在苗窍上，因此通过审察人的苗窍就能够洞察内部脏腑气血的变化。

察目：肝开窍于目，又因为人体的五脏精华集中于目，所以少儿眼睛明亮、视物有神、转动自如是身体健康、气血充沛的表现。当少儿患有疾病时，若为脾虚湿热的熏蒸所致，可见两眼红赤及眼眵增多；如患肝系疾病时可表现为双眼干涩，频繁眨眼；患心系疾病时可表现为眼睑色淡；患脾系疾病时可表现为睡眠时露睛

（两眼不能闭合）；患肺系疾病时可表现为白眼球（球结膜部位）无光泽；患肾系疾病时可表现为眼睑浮肿。

察耳：耳为肾之窍，又为胆经所经过之处，少儿患肾系疾病时可表现为耳轮颜色苍白或晦暗，患肝系疾病时患儿可表现为耳疮流脓。

察鼻：肺开窍于鼻，少儿患肺系疾病时可表现为鼻涕增多、鼻周生疮，或鼻干、鼻痒。

察唇齿：脾开窍于口，齿为骨之余，足阳明胃经入上齿中，还出夹口，环唇。当少儿由于饮食无度，食停胃肠引起积滞后，可出现牙龈红肿糜烂、口角生疮。少儿如果积滞延误失治，转为疳积时，脾疳可表现为口唇苍白无血色，肾疳可表现为齿枯松动，齿缝出血。

望舌象：舌为心之苗，但五脏都与舌有关。通常来讲，舌体的前部属心肺，舌体的中部属脾胃，舌体的根部属肾，舌体的两侧属肝胆。舌象的望诊主要包括望舌质和望舌苔两部分。正常健康少儿的舌象为舌体淡红而润，不胖不瘦，活动自如，舌苔薄白。当少儿患有积滞时，乳积则见舌苔白厚，舌质淡红；食积初起则见舌苔垢腻，舌质淡红，食积日久，滞热内生，舌苔可为黄垢腻，舌质红；如积滞延误失治，转为疳积时，舌苔与舌质随着病情的轻重而变化，可出现舌苔黄，舌体颜色紫青，或舌苔少，或无苔，舌体颜色鲜红、少津，或舌苔白厚腻，或剥脱苔，舌体颜

色嫩红，或舌苔白，或舌苔褐色，舌体颜色暗红。

4 察指纹

察指纹是观察3岁以下少儿食指桡侧前缘的浅表络脉（相当于桡侧浅静脉）的异常变化，以诊察少儿健康状态和疾病的一种方法。3岁以下的少儿，寸口脉不仅短小，而且不易合作，故医生以望指纹代替寸口脉的切诊。食指掌面靠拇指一侧的浅表静脉所在部位分为风、气、命三关，第一节为风关，第二节为气关，第三节为命关。正常少儿的指纹浅红兼紫，隐隐现于风关之内。少儿指纹在一定程度上反映了孩子脏腑、气血、经络的变化，医生主要观察指纹的浮沉、指纹的颜色、指纹的部位及轻推后指纹的显示速度，根据少儿指纹的这些变化特点可以诊断疾病。当少儿患有虚寒证时，指纹表现为颜色淡红。当少儿患有热病、实证时，指纹的颜色及形态表现为紫滞。

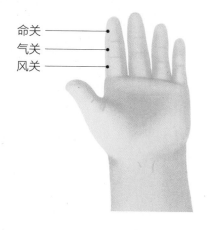

命关 —
气关 —
风关 —

闻诊

闻诊包括听声音（啼哭、咳嗽、言语等）和嗅气味（口气、大小便、呕吐物等）两个方面。通过闻诊可为临床诊断提供重要依据。

1 闻啼哭声

正常健康少儿的哭声，应以哭声响亮、节奏感强，同时伴有眼泪为正常表现。当满足了少儿的需求（如哺乳、喂水等）后，或去掉对少儿的不良刺激（如更换浸湿的尿布，调节室内温度等）后，少儿的啼哭就会停止。但是，因为饮食不节制、乳食无度而患有积滞后，少儿就会出现明显的烦躁不安，啼哭不止，哭声气粗高亢。心肝经有热可表现为白天如常，夜晚啼哭不安，边哭边闹；脾系疾病时可表现为哭声细弱，绵绵无力。

2 闻咳嗽声

咳嗽主要见于患肺系疾病的患儿，听咳嗽，可从咳嗽声音、有无痰鸣、痰是否容易咳出来判断疾病的寒热虚实。例如，咳嗽咽痒，干咳无痰，多为风邪犯肺；咳嗽阵阵，痰稠难咯，多为痰壅肺络；咳声清高，咽痛，鼻塞，多为外感咳嗽；咳嗽日久，咳声无力，多为肺虚咳嗽。

3 闻言语声

健康少儿的言语声应以清晰响亮为佳。少儿患积滞后，言语声可表现为气粗高亢。少儿如果气血虚弱，言语声可表现为低微无力。

4 嗅气味

少儿患有乳积时，口气为酸乳味；食积患儿的口气为酸腐味，大便臭秽；孩子心经积热时，小便多浑浊有味；脾虚泄泻的孩子可表现为大便量多、清稀无味。

问诊

问诊，是医生通过询问少儿的家属或陪诊者（年长儿可自己叙述病情），以诊察病情的一种方法，是四诊的一个重要组成部分。通过问诊，可了解少儿的健康状态、亚健康状态，以及疾病的发生、发展、调理经过、现在的症状和既往史等。但由于幼小的少儿不会言语，较大少儿也难以正确地表达自己的病痛，所以对问诊搜集的材料，需要去粗取精、去伪存真，加以鉴别。

1 问寒热

一是询问少儿是否发热恶寒，二是询问少儿是否有胸腹、手心的发热，可以判定少儿病情的性质、疾病的部位，辨别少儿疾病的虚实。比如，当少儿患有积滞后，由于滞热的熏蒸，乳积的少儿可表现为两颊红赤、发热；食积的少儿可表现为手足心热，口气也热；少儿阴虚，可以表现出阴虚内热特有的手足心热、午后低热等症状。

2 问汗

汗由人体的津液化生而成，孩子如果气虚，肺气不固，就会出现白天汗出、自汗的现象；少儿如果阴虚、肾阴不足，就会出现夜间阴虚盗汗的现象。

3 问胸腹

胸腹包括胸部、两胁及腹部，当少儿患有积滞后，由于饮食内停，停滞不化，无论是乳积还是食积，都有腹部胀满、叩之如鼓的症状。少儿若脾胃虚寒，常伴有胃脘部疼痛、怕冷喜温等症状。

4 问饮食

问少儿饮食，首先应问清是母乳喂养还是人工喂养，或是混合喂养，以及乳食量的多少、是否有节，喜食炙烤辛辣之品还是喜食寒凉生冷之品，是否喜食泥土杂物，病前饮食是否清洁、新鲜。

若不思乳食，食量不多，多为脾胃虚弱，伴脘腹疼痛，多为乳食停滞；纳呆腹泻，多为脾失健运；能食而形瘦，大便不调，多为胃强脾弱；多食伴多饮、多尿、消瘦，多为胃火炽盛；嗜食异物而形瘦，时有绕脐腹痛，多为虫积。另外，新生儿喂乳后出现呕吐乳汁，若无其他异常，则为溢乳。

5 问睡眠

正常的少儿应以安静睡眠为佳。当少儿脾虚积滞时，可表现为烦躁不眠，睡中易惊、磨牙咬牙等症状；心经郁热可出现睡眠时心神不宁，夜啼不安；虚证为主时表现为昏昏欲睡，睡中盗汗，少睡易醒，入睡困难等。脾虚时还可表现为睡时露睛。

切诊

切诊包括脉诊和按诊。

1 脉诊

少儿脉诊比成人简单，一般来讲以浮、沉、迟、数辨表、里、寒、热；以有力、无力定虚实。少儿脉诊的另一个特点是少儿的脉搏次数随年龄不同而有所不同，少儿年龄越小，脉搏次数越快，同时脉搏次数又常受少儿哭闹的影响，若受惊则致气乱，使气息不均，脉象不稳，故对3岁以下的少儿可用察指纹的方法来代替脉诊，对3岁以上的少儿可采用脉诊。当少儿患病后，少儿的脉象可出现变化，患有积滞的少儿，多出现滑脉，多有以实证为主的特征，可出现滑数而有力的脉象。患肝系疾病的少儿的脉象多以弦为主；患心系疾病的少儿的脉象多以急数为主；患脾系疾病的少儿的脉象多以沉细无力为主；患肺系疾病的少儿的脉象多以浮数为主；患肾系疾病的少儿的脉象多以沉细弱为主。

2 按诊

按诊就是通过按压、触摸少儿的皮肤，以及躯干和四肢等部位，以进一步了解病情从而提供诊断线索和依据的一种诊法。

皮肤：肤冷有汗，多为阳气不足；手足心灼热，多为阴虚内热或食积郁热；肤热无汗，为风寒表实；肤肿，按之凹陷不起，多为脾肾阳虚，水湿泛溢肌肤；按之凹陷即起，多为风水相搏；皮肤干燥而松弛，少弹性，多为伤津失水。总之，凡阳证、热证多肌肤灼热，阴证、寒证多肌肤清凉。

头部：触摸少儿的头部主要检查孩子囟门的闭合程度、大小、凹陷或隆起等方面的情况。例如，少儿吐泻过重可引起囟门凹陷；生长发育滞后出现疳证时，因为肾主骨，可表现为囟门闭合过晚等情况。

躯干：触摸少儿的胸部可以检查少儿胸骨的发育情况及呼吸情况。当少儿疳证较严重时，胸骨的发育会受到影响而出现鸡胸、肋骨外翻等症状。当少儿患有肺系疾病时，由于咳嗽气逆，触摸患儿胸部可发现呼吸状态异常。触摸少儿的腹部可以了解病情的虚实及病情性质，当少儿患有积滞后，因多为实证，腹部可胀满拒按，当积滞转为疳证后，可出现腹痛喜按的虚证。另外，通过触摸腹部，还可区别腹部的胀满是气滞腹胀，还是内有积水，或是有积块的有形之物（例如，肠中的粪便形成的包块或肝脾肿大等）。

另外，通过对四肢的触摸，不仅能够了解手足的凉热，还能了解四肢肌肉的发育状况。

以少儿常见病为例，浅谈四诊在河东流派的应用

河东少儿推拿流派在四诊的运用上，强调四诊合参，但在具体应用时，则根据少儿亚健康状态或病症的表现，在四诊之中又有所偏重。下面，以少儿常见病症的发热、咳嗽、腹泻为例，浅谈河东少儿推拿流派的四诊应用。

发热

发热，是少儿常见的临床症状之一，外感、内伤均可引起发热。由于发热的病因病机不同，治疗方法迥异：外感发热以宣散为主，内伤发热以清泻为主。因此，辨明发热的外感、内伤就显得十分关键。河东少儿推拿流派在治疗少儿发热时，在四诊之中注重望诊与切诊，切诊之中尤其重视触摸法。

1 望诊

望诊时首重望神，或有神或少神，以辨轻重缓急；望面色、舌象的同时，尤重视鼻涕的清浊与颜色。清代医家程康圃认为，"有涕水者为风热在肺，无涕水者为风热闭肝"，即通过望鼻涕有无来辨别是表证发热还是里证发热。

肺主气，司呼吸，外合皮毛，开窍于鼻。鼻为肺之窍，外邪犯肺，肺气失宣，其窍亦不能通而涕水自流，故发热伴见鼻流涕水者，乃外邪侵袭之征象，因此解表宣肺为其治疗大法。风邪是外感病因的先导，寒、热等邪往往都依附于风而侵袭人体。风与寒合为风寒之邪，与热合为风热之邪。既然已经辨明发热是由外感引起的，当再辨风寒或风热，而涕水的颜色则是辨风寒、风热的关键。一般而言，鼻塞，流清水样鼻涕，伴有喷嚏者，多为风寒袭肺；鼻流黏稠浊涕或黄涕者，多为风热客肺。

里证发热，其理亦同，无涕水而已，再参以舌象及大小便的变化，辨证不难。所谓"无涕水者为风热闭肝"，意在强调少儿"发病容易，传变迅速"的病理特点，里证发热，往往扰动肝风，更易引起高热惊厥，并非指病位在肝。

2 切诊

河东少儿推拿流派在应用切诊诊断发热病症时，尤其重视触、摸，着重触摸胸腹腰背与四肢末端的手足。

触摸胸腹腰背，根据胸腹部与腰背部的热势表现及温度差别，用以判断是外感还是

内伤引起的发热。初觉热甚，久按热反转轻者，为热在表；若久按其热反甚者，为热在里。胸腹之热高于腰背者，为内伤发热；腰背之热高于胸腹者，为外感发热。此外，胸腹腰背初按之不觉很热，但按之稍久即感灼手者，称身热不扬，乃湿热蕴结证。

触摸手足，依据手足心与手足背的温度差异，以辨别外感发热或内伤发热。手足的背部较热的，为外感发热；手足心较热的，为内伤发热。若少儿双手的中指独热者，主外感风寒。

咳嗽

咳嗽，也是少儿常见的临床症状，一年四季均可发生，以冬春季节多见。对咳嗽病症，首辨表里，再辨寒热，四诊应用，重望诊之外，以闻诊为主，问诊辅之。少儿与成人不同，很难咳出痰液，因而难以查其清浊颜色，可通过闻（听）其咳嗽之声查痰之有无，以及痰是清稀的还是稠浊的，以辨其寒热；辅以问诊，问其饮食及大小便状况、咳嗽发作或加重时间、有无外感因素，最终辨明咳嗽的表里寒热。

1 闻诊

咳嗽的闻诊主要是听少儿的咳嗽声。俗话说"眼见为实，耳听为虚"，但在河东少儿推拿流派临床四诊的应用上，则是耳听不虚。声音畅利，痰易咯出（但很难吐出来），为病轻；咳声清扬，伴有鼻塞、流清涕，多为风寒犯肺；咳声重浊，痰稠黏不易被咯出，伴见鼻流浊涕者，多为外感风热；咳声粗而兼见高热者，多为肺热壅盛；干咳无痰，或咳声不扬而少痰，多为燥邪犯肺；咳声嘶哑，状若犬吠者，多为疫病邪毒上冲咽喉，须谨慎对待。

2 问诊

问诊的对象是少儿的父母或其他照护人。

问诊可以弥补望诊、闻诊和切诊的不足。临证时，少儿很有可能不出现咳嗽现象，常常不能闻得其咳嗽之声。因此，通过询问少儿的父母或其他照护人，了解少儿在家里的咳嗽声音或状况，往往可以得到有价值的资料。重点询问咳嗽的声音，有痰无痰，痰是否容易咯出，咳嗽发作的时间和咳嗽的持续时间。

据咳嗽的声音及发作时间辨证

外感咳嗽声高有力，声重浊而急，日间咳嗽较剧，唯风痰咳嗽夜间较剧；内伤咳嗽声低无力，时断时续；痰湿咳嗽夜间较剧，咳嗽声如瓮中出；午后咳甚是肺阴不足；夜半咳甚是肺火不宁；肺痨咳嗽，夜咳较剧；肺虚咳嗽及痰饮壅肺之咳嗽，晨咳较剧而且多痰。

据咳嗽持续的时间辨证

外感咳嗽起病急骤，病程较短，邪在肌表，可见鼻塞流涕、头痛等症状，持续时间短；内伤咳嗽多与饮食积滞有关，有饮食不节史，起病缓慢，持续时间长，可达数日不愈。

据咳嗽的诱因辨证

风痰咳嗽者迎风或受气体刺激时常引起咳嗽加剧；痰湿咳嗽者食入生冷或饮水过多时咳嗽加剧；饮食和寒湿乃痰饮咳嗽之诱因。

腹泻

河东少儿推拿流派对腹泻的治疗调理，以望诊为主，更重视闻（嗅）诊，再辅以问诊。通过望大便的色泽、质地，闻（嗅）大便的气味，问家长或其他照护人有关少儿大便的状况，可辨明腹泻之寒热虚实，对证推拿调理，自然有效。

1 望闻结合

粪质清稀，状如水样，富含泡沫，夹杂少许食物残渣或奶瓣，肛门周围不红不肿，泻下之势尚缓，腹中肠鸣，粪便以腥味为主，几乎不臭，是为虚证或寒证之腹泻。粪便黄褐，状若米粥，肛门周围发红，甚则赤肿，泻下之势急迫，粪便秽臭难闻，是为实证或热证之腹泻。若粪青如苔，稠若黏胶，但腥不臭，兼见山根发青，睡中惊惕者，是为惊泻。需要强调的是腹泻辨证，闻（嗅）诊尤为重要，粪便之臭与不臭，是辨别寒热虚实的关键：臭者，为热证，或实证；不臭者，为寒证，或虚证。

2 问诊补充

腹泻的少儿做推拿调治时，若当场有粪便排出，则既可望诊，又能闻（嗅）诊，辨证自然不难。实际情况往往不遂人愿，故问诊就成为辨证的关键环节。问诊内容与上述望诊、闻诊内容相同，只是强调其准确性而已。特别是闻（嗅）诊内容，一定是由家长或其他照护人亲力亲为所见的情况，而不是想当然。

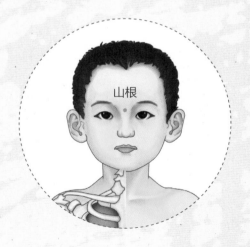

山根

少儿疾病的辨证要点

中医辨证的方法很多，少儿疾病的辨证方法基本上与成人的相同，但由于少儿自身的生理病理特点，其临床表现与成人的有所差异，少儿病症的辨证方法与成人的也有不同之处。

八纲辨证

八纲辨证是中医辨证的总纲。中医通过八纲辨证来概括病变的部位、性质，以及机体与病邪斗争的情况。一般顺序：先辨别表里，找出病变部位；然后辨别寒热，分清病变性质；再进一步辨别虚实，了解人体正气的盈亏与病邪的盛衰；最后再分辨阴阳，加以总概括。

1 表里辨证

表里辨证，是辨别亚健康，或病变部位与病势浅深的两个纲领。辨别表证与里证的目的在于判断亚健康，或疾病部位的浅深，以及亚健康或疾病演变的趋势，为确定解表或治里提供依据。亚健康状态或疾病在皮毛肌表的属表证，亚健康状态或疾病在脏腑的属里证。

（1）表证：多见于外感疾病的初期，具有起病急、邪浅病轻、病程短、易康复等特点。在表证阶段若能及时治疗，可很快痊愈。临床上常表现为发热，恶寒，头身疼痛，无汗，脉浮，苔薄，指纹浮露。表证又可分为：

①表寒：恶寒重，发热轻，无汗，脉浮紧，指纹浮红。

②表热：发热重，恶寒轻，有汗，咽痛，口渴，脉浮数，指纹浮紫。

③表实：无汗，发热，恶寒，脉浮而有力，指纹滞。

④表虚：自汗，盗汗，甚则汗出不止，脉浮而无力，指纹淡。

（2）里证：多见于外感病的中后期，或内伤杂病。病位深在体内的脏腑气血，具有病位深、病程较长等特点。由于里证的病因复杂，故其临床表现繁杂不一，为表里同病或半表半里证。里证常见的主要症状有壮热恶热，或微热潮热，烦躁神昏，口渴引饮，或畏寒肢冷，蜷卧神疲，口淡多涎，大便秘结或便溏，小便短赤或清长，腹痛，呕恶，苔厚，脉沉。里证可分为：

①里热：壮热不寒，唇红目赤，少津口渴，烦躁，小便黄，舌红苔黄，脉数或洪大，指纹紫滞。

②里寒：口不渴，四肢冷，喜热恶寒，腹痛，腹泻，舌苔白滑，脉沉迟，指纹滞。

③里实：发热，烦躁不安，手足汗出，大便秘结，腹部胀满，舌苔黄厚，脉沉实，指纹滞。

④里虚：气虚懒言，疲倦无力，自汗，盗汗，食减，腹泻，舌苔淡白，脉沉弱无力，指纹淡。

2 寒热辨证

寒热辨证，是辨别亚健康状态和疾病性质的纲领之一。寒证与热证反映了机体与病邪阴阳的偏盛与偏衰的实质，此即《黄帝内经》所说的"阳胜则热，阴胜则寒"。阴盛或阳虚者，多表现为寒证；阳盛或阴虚者，多表现为热证。因此，辨别寒证与热证，可为调理亚健康状态和治疗疾病提供依据。

（1）寒证：临床的主要表现是面色苍白，形寒肢冷，喜偎母怀，神疲蜷卧，多静少动，脘腹疼痛且得暖则减，口淡不渴或渴喜热饮，小便清长，大便稀溏，舌淡，苔白而润，脉迟。寒证可分为虚寒证和实寒证。

①虚寒证：口不渴，小便清长，大便溏薄，畏寒，四肢不温，面色苍白，舌淡，苔白，脉迟或微细，指纹淡红。

②实寒证：手足发凉，腹痛，大便秘结，舌苔白，脉沉弦，指纹红紫。

（2）热证：临床的主要表现是发热或恶热，口渴欲饮，面红目赤，烦躁不宁，痰、涕稠黄，甚则吐血衄血，小便短赤，大便干结，舌红，苔黄或少苔，甚则无苔，脉数。热证可分为实热证和虚热证。

①实热证：口渴，喜冷饮，发热，烦躁，尿赤便干，舌苔干黄，脉数，指纹紫滞。

②虚热证：口不渴，疲倦，食减瘦弱，低热或潮热，舌红，少苔或无苔，脉细数，指纹淡紫。

3 虚实辨证

虚实辨证主要辨别病邪盛衰与人体抗病能力的强弱，也是临证处方用穴、或攻或补的主要根据。

（1）虚证：久病体虚，生理功能衰退，抗病能力减弱。临床的主要表现是气短懒言，神疲乏力，形体消瘦，面色苍白或萎黄，两颧潮红，头晕，心悸，自汗，盗汗，腹痛喜按，食少，便溏，小便清长而频数，舌质淡嫩或舌净无苔，脉沉迟或细数无力。

（2）实证：新病体壮，邪气亢盛，人体正气未衰。临床主要表现是神气充足，高热面赤，烦躁谵语，角弓反张，腹胀痛拒按，大便秘结，或下利，里急后重，小便短赤，舌红，苔黄厚，脉洪大有力。

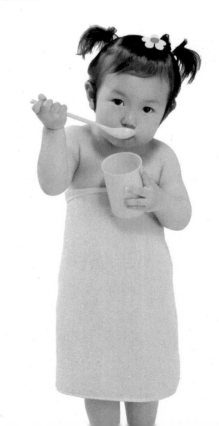

4 阴阳辨证

阴阳辨证，是运用阴阳的特征对一切亚健康状态和病症进行归纳分类，分辨阴阳盛衰情况的一种辨证方法。临床上表、里、寒、热、虚、实六个证候可用阴阳来概括，即表证、热证、实证属于阳证，里证、虚证、寒证属于阴证，故阴阳又是八纲的总纲。阳盛则阴衰，阴盛则阳衰；反之，阴虚则阳盛，阳虚则阴盛。

（1）阴证：临床的主要表现是面色苍白或晦暗，精神萎靡，倦怠乏力，语声低怯，呼吸表浅，喜热恶冷，形寒肢冷，纳差，口淡不渴，大便稀溏，小便清长，舌质淡胖嫩，苔白润，脉沉迟无力或细弱，指纹沉而淡红。

（2）阳证：临床的主要表现是面红目赤，精神兴奋，烦躁不安，语声粗浊，喜冷恶热，呼吸气粗，喘促痰鸣，口干喜饮，大便秘结或有奇臭，小便短赤，舌质红绛，苔黄或黄黑生芒刺，脉浮数有力或洪大，指纹紫滞。

八纲辨证，可以概括病变部位的浅深、病情性质的寒热、病邪的盛衰、正气的强弱及病证的类别。据此，可以确定治疗的基本方法和取穴配穴的原则，而对内伤疾病的确切诊断，需进一步结合脏腑辨证。

脏腑辨证

脏腑辨证，是应用藏象学说的理论对少儿的亚健康状态或病证加以分析归纳，以辨明亚健康状态或病变所在脏腑及证型的辨证方法。任何亚健康状态或病证都是脏腑功能失调的反映。由于各个脏腑的生理功能和病理变化不同，各脏腑所表现的亚健康状态和反映出来的病证也不同，所以根据不同脏腑的生理功能及其病变规律可以分辨各脏腑的亚健康状态或病证。同时，还应该注意到各脏腑相互之间，以及脏腑与各组织之间是相互联系的，因此在进行脏腑辨证时一定要考虑各个脏腑的生理功能、病理变化，以及脏腑之间的相互关系与相互影响。

1 心与小肠病辨证

心居胸中，心包络围护其外，为心的宫城。心的经脉下络小肠，心与小肠相表里。心为五脏六腑之主，心主神志，主血脉，其华在面，开窍于舌。小肠分清泌浊，具有化物的功能。心的病变常表现为心主血脉的功能失常和心主神志的功能失调，出现精神障碍、行为失常、心悸怔忡、心烦易惊、夜啼多汗、失眠、谵语、舌强硬等。小肠病变主要表现为清浊不分、转输障碍，出现小便不利、大便泄泻等。

心与小肠病常见证候：

（1）心气虚：心悸气短，神疲乏力，自汗，活动时加重，面色淡白，舌淡，苔白，脉细弱或结代。

（2）心阳虚：心悸气短，活动时加重，畏寒肢冷，面色暗滞，易惊，健忘，反应迟钝。舌淡、紫暗而胖嫩，脉细弱或结代。

（3）心阴虚：心悸，健忘，失眠多梦，五心烦热，盗汗，口咽干燥，舌红少津，脉细数。

（4）心血虚：心悸怔忡，心烦多梦，眩晕健忘，发黄不泽，面色淡白无华或萎黄，唇色淡紫，舌色淡白，脉细弱。

（5）心火炽盛：心烦，失眠，面赤口渴，甚则狂躁谵语，或伴舌尖红、疼痛，口舌糜烂，舌红，脉数；心火下移小肠，则伴小便赤涩刺痛。

（6）痰火扰心：面赤气粗，心烦口渴，不寐，多梦，大便秘结，小便短赤，甚则胡言乱语，哭笑无常，打人骂人，苔黄腻，脉弦滑实。

（7）心肾不交：心烦惊悸，健忘，不寐，头晕，耳鸣，腰膝酸软，舌红，少苔，脉虚数。

（8）小肠虚寒：小腹隐痛喜按、得温痛减，肠鸣溏泻，食欲缺乏，小便频数色清，舌淡苔薄白，脉细缓。

（9）小肠实热：心烦多啼，口舌生疮，咽痛，小便赤涩，或尿痛、尿急、尿频，或有尿血，面赤唇红，舌红，苔黄，脉滑数。

2 肺与大肠病辨证

肺与大肠相表里。肺主气，司呼吸，主宣发肃降，通调水道，外合皮毛，开窍于鼻。大肠主传导，排泄糟粕，其病变主要反映在大便方面。肺与大肠的病变常表现为呼吸功能失常、肺气宣肃不利、通调水道失职、外邪易从口鼻皮毛侵入、大肠传导失司等，出现咳嗽、气喘、咳痰、小便不利、大便秘结或泄泻等病症。

肺与大肠病常见证候：

（1）肺气虚：咳嗽气短，咳甚则喘促或呼吸困难，痰液清稀，神疲懒言，声音低弱，形寒怕冷，面色苍白，或自汗，舌淡嫩，苔薄白，脉虚弱或细弱无力。

（2）肺阴虚：干咳无痰，或痰少而黏，时有痰中带血，口咽干燥，或声音嘶哑，形体消瘦，潮热盗汗，手足心热，午后颧红，舌红少津，苔少，脉细数。

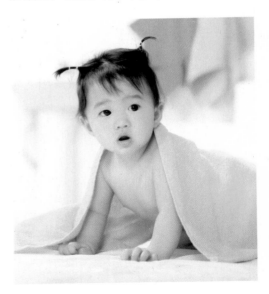

（3）风寒束肺：咳嗽或气喘，痰涎稀薄、色白而多泡沫，口不渴，常伴鼻流清涕或鼻塞，或发热、恶寒、头痛，苔薄白而润，脉浮紧。

（4）风热犯肺：咳嗽，痰黄稠而不易咳出，常伴发热、微恶风寒，口渴欲饮，咽红疼痛，鼻流黄涕，气喘，甚或鼻翼扇动，烦躁不安，舌尖红，苔薄黄，脉浮数。

（5）燥邪犯肺：干咳无痰，或痰少而黏，咯痰不爽，咳甚则胸痛，鼻咽干燥，或伴发热，恶寒，头痛，周身酸楚，舌红少津，舌苔黄而燥，脉浮细数。

（6）痰热蕴肺：咳嗽气喘，痰黄黏稠难咯，甚则咯吐脓血，痰气腥臭，鼻翼扇动，烦躁不安，大便秘结，小便短赤，舌红，苔黄，脉滑数。

（7）寒饮犯肺：咳嗽气喘，咳吐大量白色清稀痰液，常伴有形寒发热，鼻塞或流清涕，苔白滑，脉浮紧。

（8）痰湿阻肺：咳嗽，痰多色白，质稀而易咯，胸闷，气喘痰鸣，舌淡，苔白腻，脉弦滑或濡缓。

（9）大肠湿热：腹痛，泄泻如暴注，肛门灼热，或里急后重，大便夹有黏液、脓血，常伴口干，发热，小便短赤，舌红，苔黄腻，脉滑数。

（10）大肠燥结：大便秘结，腹部胀满、疼痛拒按，恶心，呕吐，苔黄腻，脉弦滑；或长期大便干燥秘结，排便艰难，往往数日1次，伴头晕，口臭，舌红少津，苔燥，脉沉细无力。

（11）大肠虚寒：大便泄泻，质稀，或便中夹有黏液，经久不愈，腹部隐隐作痛、喜热喜按，甚或大便失禁，或直肠下脱，四肢欠温，舌淡，苔薄而润，脉沉细无力。

3 脾与胃病辨证

脾为后天之本，气血生化之源，与胃同居中焦、相为表里。脾主运化，胃主受纳；脾主升清，胃主降浊。因此，脾胃的病变或亚健康状态常表现为水谷受纳及运化失常的症状。

脾与胃病常见证候：

（1）脾气虚弱：面色萎黄无华，体虚乏力，食欲缺乏，食后脘腹胀满，少气懒言，大便溏薄，舌淡嫩，边有齿痕，苔薄白，脉缓弱。

（2）脾阳不振：面色萎黄无华，脘腹胀痛、喜热喜按，食欲缺乏，倦怠无力，手足不温，大便稀溏，舌淡，苔薄白，脉沉细或细弱。

（3）脾气下陷：头晕目眩，形体消瘦，语声低怯，气短乏力，脘腹坠胀，食入胀甚，或久泻、脱肛，或便意频数，舌淡胖，脉细弱。

（4）脾虚水肿：面部及下肢水肿，甚或全身浮肿，腹胀纳减，大便稀薄，神疲肢倦，苔白润，脉濡缓。

（5）脾不统血：便血，尿血，衄血，面色萎黄或苍白，纳食减少，神疲肢倦，舌淡，脉细弱。

（6）寒湿困脾：头重身困，脘腹胀闷，不思饮食，泛恶欲吐，口淡不渴，腹痛，泄泻，面黄且晦暗，舌胖，苔白腻，脉濡数。

（7）湿热蕴脾：脘腹痞闷，呕恶厌食，肢体困倦，大便溏泄，小便短赤不利，或肌肤发黄，或身热起伏，汗出不解，苔黄腻，脉濡数。

（8）脾胃虚寒：胃脘隐痛，饮冷加剧，喜温喜按，或得食痛减，食欲缺乏，口淡乏味，泛吐清水，面色少华，或形寒肢冷，舌淡，苔薄白，脉沉弱或沉迟。

（9）胃阴不足：饥不欲食，脘痞不舒、隐隐灼痛，口干舌燥，或胃脘嘈杂，或呃逆干呕，大便干结，小便短少，舌干红，少苔或无苔，脉细数。

（10）胃火炽盛：胃脘灼痛，嘈杂吞酸，渴喜凉饮，或食入即吐，或纳则胃痛，或消谷善饥，牙龈肿痛，齿衄，口臭，大便秘结，舌红，苔黄，脉滑数有力。

（11）食滞胃脘：脘腹胀满、疼痛拒按，厌食纳呆，嗳腐食臭，或呕吐酸腐宿食，吐后胀痛稍减，或肠鸣，泻下不爽，泻下之物酸腐臭秽，苔厚腻，脉滑或滑数。

4 肝与胆病辨证

肝居于胁里，藏血，主疏泄，与胆相表里。肝胆病变或亚健康状态常表现为疏泄功能失常的症状。

肝与胆病常见证候：

（1）肝气郁结：情志抑郁或急躁易怒，两胁胀痛，胸闷，喜叹息，食欲缺乏，或咽部有异物感，或颈项有瘿瘤，或胁下有痞块，口苦，或呕吐苦水，苔薄白，脉弦。

（2）肝火上炎：头痛，面红目赤，急躁易怒，口苦而干，胁痛，呕吐酸水，大便秘结，小便短赤，或吐血、衄血，舌红，苔黄，脉弦数。

（3）寒凝肝脉：少腹冷痛，阴部收缩冷痛，或睾丸坠胀疼痛，遇寒加重，得温则减，苔白滑，脉沉弦或弦紧。

（4）肝胆湿热：身目黄染，口苦，胁痛，厌食，腹胀，纳呆呕恶，大便不调，小便短赤，或寒热往来，或阴痒湿疹，或睾丸肿胀，舌红，苔黄腻，脉弦数。

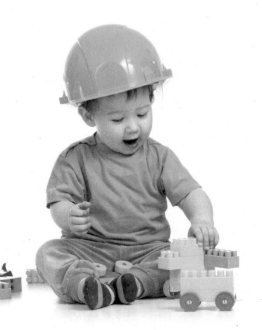

（5）肝血虚：眩晕，耳鸣，面色淡白无华，爪甲不泽，两目干涩，视物不清，或肢体麻木，或心悸怔忡，舌淡，苔白，脉细。

（6）肝阴虚：头晕，耳鸣，面颊烘热，咽干口燥，五心烦热，潮热盗汗，或手足蠕动，舌红少津，脉弦细数。

（7）热极生风：抽搐，项强，两目上翻，角弓反张，甚则神志昏迷，伴高热不解，舌红，苔黄，脉弦数。

（8）胆郁痰扰：胆怯易惊，惊悸不宁，心烦不寐，舌红，苔黄腻，脉弦滑数。

5 肾与膀胱病辨证

肾为先天之本、水火之脏，主藏精，主水，主纳气，主骨生髓，其华在发，与膀胱相表里。肾的病变或亚健康状态以虚证居多，实证为少，虚证以阴虚、阳虚或阴阳两虚为多见。此外，临床也可有本虚标实的证候。

肾与膀胱病常见证候：

（1）肾气不固：神疲倦怠，小便色清，余沥不尽，或有遗尿，小便失禁，舌淡，苔薄白，脉细弱。

（2）肾不纳气：喘息气短，气不接续，呼多吸少，动则喘息益甚，自汗，神疲，舌淡，脉弱。

（3）肾虚水泛：面色苍白，精神萎靡不振，畏寒，四肢不温，周身浮肿，下肢肿甚、按之没指，小便短少，腹胀满，舌胖淡，苔白，脉沉细。

（4）肾水凌心：心神不宁，浮肿，胸腹胀满，咳嗽气短，痰多而稀薄，甚至有大量粉红色泡沫从口鼻涌出，指唇青紫，四肢厥冷，舌淡，苔薄，脉虚数。

（5）肾虚泄泻：神疲乏力，腹痛腹泻，或五更泄泻，泻物清稀，甚至完谷不化，舌淡苔白，脉沉迟无力。

（6）肾精不足：发育迟缓，身材矮小，智力低下，囟门迟闭，骨弱肢软，动作迟钝，舌淡，苔薄白，脉细弱。

（7）膀胱湿热：小便不畅，淋漓涩痛，或尿频、尿急、尿痛，尿液混浊，或尿血，舌红，苔黄腻，脉数。

（8）膀胱气闭：小便淋漓不畅，甚或闭塞不通，小腹有明显的胀满感，舌红，苔黄，脉细滑数。

六淫辨证

六淫，是风、寒、暑、湿、燥、火六种病邪的合称。六淫为病，其发病途径多由肌表或口鼻而入，或两者同时受邪，故称"外感六淫"。外感六淫，是外感病的致病因素，其证候具有以肺系症状为主的外感病特性，其致病与季节、时令、气候有关。六淫邪气中的每种病邪可单独致病，也可几种病邪同时侵犯人体致病，但只要掌握了六淫之邪致病的各自证候特点，则容易辨别。

1 风淫证候

风为阳邪，乃百病之长。少儿肺脏娇嫩，卫外不固，易感受风邪。风性善行而数变，故风邪致病，具有起病急、消退快、变化多的特点。临床常见恶寒，发热，汗出，头痛，鼻塞、流涕，咳嗽，苔白，脉浮缓。

2 寒淫证候

寒为阴邪，易伤阳气。少儿卫阳不足者易感外寒，脾阳不足者易中内寒。临床常见恶寒，发热，无汗，头身疼痛，咳嗽，鼻塞、流涕，苔薄白，脉浮紧。

3 暑淫证候

暑为夏季主气，乃火热之气，具有伤津耗气、易夹湿邪等特点。暑邪分阳暑和阴暑，阳暑伤人，临床常见发热恶热，大汗，口渴引饮，神疲乏力，小便短赤，舌红，苔白或黄而少津，脉数；阴暑伤人，则表现为恶寒，无汗，微热，头痛，肢体疼痛，神疲乏力，脉沉细数。暑热上蒙清窍或扰动心神，则可见突然昏倒，发热，汗出不止，气急，面赤，甚或昏迷，惊厥，舌红绛，脉洪大滑数。暑湿之邪侵犯人体，则见发热汗出，烦躁，胸脘痞闷，食少纳呆，恶心呕吐，肢体困重，尿少便溏，舌红，苔黄腻，脉濡数。

4 湿淫证候

湿为长夏主气，其性属阴，具有阻郁气机、耗伤阳气、缠绵难愈等特点。临床常见恶寒，发热，无汗，头身困重，胸脘痞闷，口淡不渴，苔白滑，脉濡数。

5 燥淫证候

燥为秋季主气，其性属阳，具有耗伤津液、易伤肺阴等特点。燥邪有凉燥和温燥之分，凉燥之邪侵犯人体，常见恶寒，发热，头微痛，无汗，口鼻干燥，喉痒，干咳少痰，苔薄白而干，脉浮；温燥之邪侵犯人体，则表现为发热，微恶风寒，有汗，口渴，鼻咽干燥，头痛，胸痛，干咳少痰，甚或痰中见血，声音嘶哑，舌边尖红，苔黄而干，脉浮数。

6 火淫证候

火为热之极，属阳邪，具有炎上、灼津、动风、动血等特点。临床常见发热，烦渴，面红目赤，便秘溲赤，舌红，脉洪数，甚或神昏谵语，烦躁不安。若火热深入营血，则伴吐血、衄血，或发斑、发疹，舌红绛，苔黄；若火热之邪郁结不解，则腐肉败血成脓，或局部红肿热痛，甚或化脓溃烂，舌红绛，脉细数；若是内生火热证，则多无发热。

少儿推拿的基本治法

　　少儿推拿是中医学外治法之一，虽不同于药物和针灸，但其方法亦以中医基本理论为依据，不外乎补虚泻实、扶正祛邪、调和气血，使阴阳复归于平衡，达到保健身体、调理亚健康状态和治疗疾病的目的。

　　根据少儿生理、病理的特点，少儿疾病以外感病和内伤饮食居多。因此，在推拿调理上以汗、清、消法为主，常用的还有和、温、下、补、吐法等。

汗 法

- **功效：**发汗，发散，因此汗法也称解表法。
- **适应证：**外感表证，主要为风寒外感和风热外感两种病证。
- **常用治法：**对风寒外感，常用开天门、推坎宫、运太阳疏风解表，用推三关、掐揉二扇门、拿风池、拿肩井疏风散邪、发汗解表；对风热外感，常用清天河水、揉小天心清热解表。

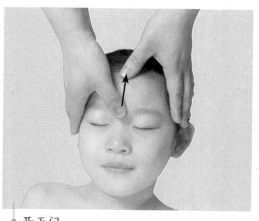
开天门

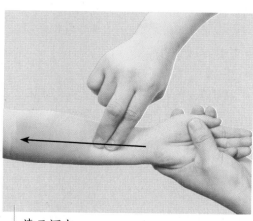
清天河水

清 法

- **功效：** 清热降火。
- **适应证：** 热邪羁留的热证。
- **常用治法：** 热邪在表者，当清热解表，常用清天河水、掐风池、掐揉二扇门等手法。病在里且属气分大热者，当清其气分邪热，用清心经、退六腑、揉板门、掐四横纹、推小横纹等手法；属血分热者，当清热凉血，常用推脊柱、掐十宣、揉涌泉等手法。

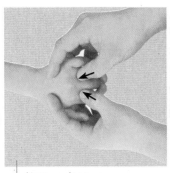 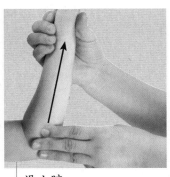 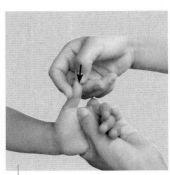

掐揉二扇门　　　　　　退六腑　　　　　　　掐十宣

消 法

- **功效：** 消食导滞。
- **适应证：** 饮食不节，乳食停滞。
- **常用治法：** 常用揉板门、分推腹阴阳、揉中脘、揉肚脐以健脾和胃，消食导滞，运达上下之气；顺运八卦以宽胸理气，导滞消食；揉天枢以疏调大肠，理气消滞。

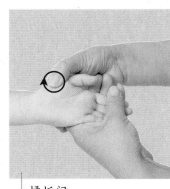 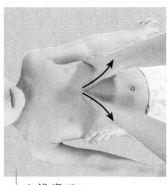 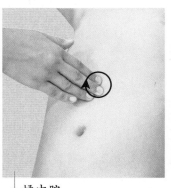

揉板门　　　　　　　分推腹阴阳　　　　　　揉中脘

和 法

- **功效：** 和解，调和。
- **适应证：** 半表半里证，以及气血不和、脾胃不和等证。
- **常用治法：** 常用分阴阳、揉小横纹穴、揉小天心穴来调和气血；用掐揉足三里、分腹阴阳等手法来调和脾胃。

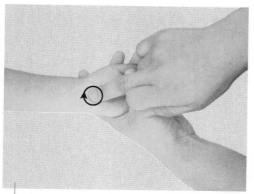

揉小天心

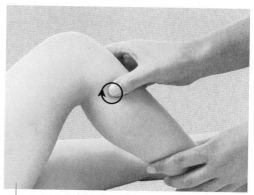

掐揉足三里

温 法

- **功效：** 温里，祛寒，扶阳。
- **适应证：** 里寒证。
- **常用治法：** 对脾胃虚寒的少儿，常用掐揉一窝风、外劳宫，摩肚脐，揉丹田，以温补脾胃、扶助正气。当出现阳衰邪陷时，常用揉百会、揉涌泉、揉外劳宫、推上三关、揉二马等来温中散寒、回阳救逆。

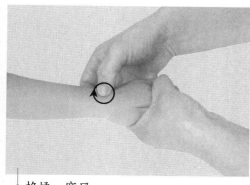

掐揉一窝风

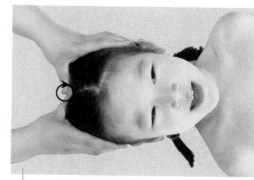

揉百会

下 法

- **功效：** 泻下通便。
- **适应证：** 宿食、燥屎留滞肠道等实热证。
- **常用治法：** 常采用逆运内八卦、清大肠、清肺经、摩肚脐、推下七节骨、揉龟尾等方法。

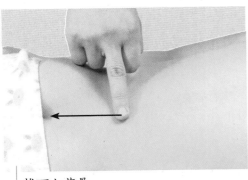

● 推下七节骨

补 法

- **功效：** 补虚。
- **适应证：** 虚证。
- **常用治法：** 常用补脾经、补肺经、补肾经、揉二马、揉丹田、揉肾俞、推三关、摩肚脐、捏脊、揉中脘、揉脾俞等方法。

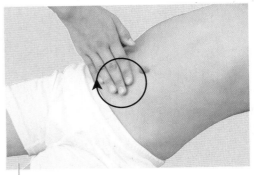

● 揉丹田

吐 法

- **功效：** 通过引起呕吐，使停留在咽喉、胸膈、胃脘等部位的痰涎、宿食或毒物从口排出。
- **适应证：** 咽喉痰涎壅阻，宿食留滞胃脘，误食的异物或毒物尚在胃中。
- **常用治法：** 常用按揉天突穴和清板门穴等手法催吐。

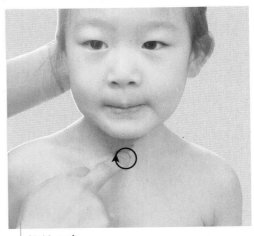

● 按揉天突

少儿推拿中的补泻之道

在给少儿做推拿调理时，要遵循中医治疗的补泻之道。中医认为"虚者补之，实者泻之"，"补"即补正气之不足，凡可补充人体物质之不足或增强机体功能的治疗方法，谓之"补"。"泻"即祛除体内的病邪。

少儿推拿中的补泻作用是怎样体现的

应用某种手法刺激人体的某个部位或穴位，使人体气血、津液、经络、脏腑产生相应的变化，起到或补或泻的作用。推拿的补泻必须根据少儿的具体情况，把手法的轻重、方向、快慢、刺激的性质及调理的部位相结合，才能够得以体现。

手法刺激的性质、量与补泻的关系

对某个脏腑来说，强刺激手法可抑制生理功能，弱刺激手法可增强生理功能。作用时间较短的重刺激手法，可抑制脏器的生理功能，谓之"泻"；作用时间较长的轻刺激手法可增强脏器的生理功能，谓之"补"。从这种意义上说，重刺激手法为"泻"，轻刺激手法为"补"。

手法的频率、方向与补泻的关系

古人对手法的频率与补泻的关系也有记载，明代医家周于蕃就认为"急摩为泻，缓摩为补"。就是说，频率缓慢的手法有补的作用，频率快的手法有泻的作用。

关于手法的方向与补泻的关系：旋推为补，直推为泻；顺经推为补，逆经推为泻；向心为补，逆心为泻；推上为补，推下为泻；左转为补，右转为泻；由外向里推为补，由里向外推为泻；顺时针推为补，逆时针推为泻。

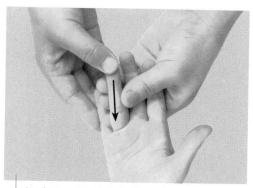

● 补肺经：从无名指指尖推向指根为补，可补益肺气，防感冒。

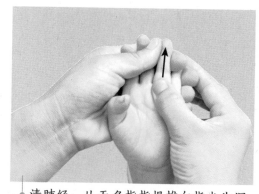

● 清肺经：从无名指指根推向指尖为泻，可清肺火，调治少儿肺热咳嗽。

不可或缺的少儿推拿介质

鸡蛋清

性凉，味甘。取一个鸡蛋，打一个小洞，倒出里面的蛋清作为介质。鸡蛋清有润滑皮肤、清热的作用。

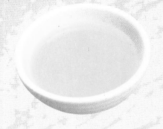

薄荷汁

取少量鲜薄荷叶，捣烂后榨取汁液。薄荷汁有辛凉解表、消暑退热、润滑肌肤的作用。多于夏季选用，调治外感风热、暑热导致的发热、咳嗽等病症。

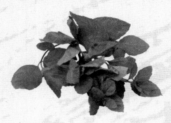

爽身粉

即市售的爽身粉。作用和滑石粉相似，有吸水性强的特点，可润滑皮肤。质量较好的爽身粉可以替代滑石粉应用。

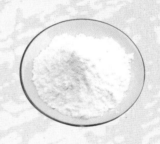

凉水

即可饮用的清洁凉水，有清凉退热、润滑肌肤的作用。为少儿推拿经常使用的介质之一，尤其适用于少儿外感发热。

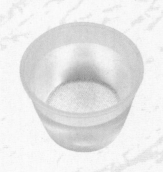

葱汁或姜汁

把葱白或生姜捣烂如泥状，取其汁液使用。葱汁、姜汁不但可润滑皮肤，还有辛温发散的作用，用作推拿介质有助于驱散外邪，多用于冬春季节的风寒感冒表证。

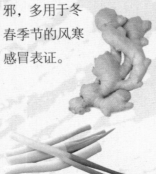

藿香汁

将鲜藿香叶、茎捣烂取汁。其性温，可以解暑化湿、理气和中。蘸汁开天门、推坎宫、运太阳、推大椎，可以调治夏季感受风寒湿邪引起的头痛、头胀等。

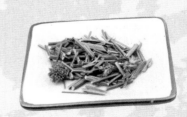

少儿推拿注意事项及禁忌证

少儿推拿调理属外治疗法，具有简便、舒适、有效、相对安全和无毒副作用的特点，其治疗范围较广，疗效显著，易为少儿及家长所接受。但也必须了解和掌握有关的注意事项和禁忌证，以免发生意外。

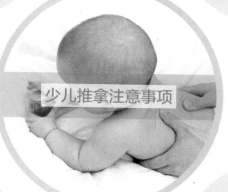

1 治疗调理室内环境应安静舒适，干净整洁，空气流通，光线柔和，温度适宜，避免无关人员走动。

2 少儿推拿操作前，一般应准备各种推拿介质及消毒清洁用品。

3 少儿肌肤柔嫩，推拿操作者应保持两手清洁，指甲要修剪得圆滑，以防止操作时损伤少儿皮肤。

4 术者在操作治疗过程中，要态度和蔼，耐心细致，随时观察少儿的反应。

5 对少儿推拿操作施术，一般应先用柔和的手法，争取少儿配合。

6 天气寒冷时，操作者要保持两手温暖，搓热双手后再操作施术，以免少儿因不良刺激产生惊惧而影响效果。

7 对于惊厥的少儿，经治疗后，如症状仍不减轻，一方面应注意使其保持侧卧位，使呼吸道通畅，防止发生窒息；另一方面要及时请有关科室会诊，采取综合措施，以免贻误病情。

8 每推拿治疗完一个少儿后，术者要认真清洗双手，保持清洁，避免发生交叉感染。

少儿推拿注意事项

少儿推拿禁忌证

1 某些急性传染病不适于用推拿疗法，如猩红热、水痘、肝炎、肺结核等。

2 对各种恶性肿瘤的局部应避免推拿施术。

3 对患有出血性疾病的少儿，例如，白血病、再生障碍性贫血等，对正在出血和内出血的部位应禁用推拿疗法。

4 对骨与关节结核和化脓性关节炎局部应避免推拿。

5 对烧伤、烫伤和皮肤破损未修复的局部禁施推拿。

6 对各种皮肤病患处不宜推拿施术。

7 骨折早期未愈合的局部和截瘫初期阶段不适用推拿疗法。

8 有严重的心、肝、肾脏疾病及其他危重病的患儿，以及极度虚弱的少儿不适用推拿疗法。

9 对诊断不明确的急性病症，一般应首先明确诊断，确定治疗方案。

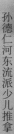

孙德仁 河东流派少儿推拿

2

第二章

河东流派少儿
推拿学术思想
与特殊技法

河东流派少儿推拿五大学术思想

河东流派少儿推拿在不断的发展和传承过程中，形成了自己独具特色的学术思想和特殊技法。

学术思想一：保健与调理相融

随着时代的变迁及社会的进步，胎孕产育环境及儿童疾病谱都发生了极大的变化，人们对高质量养育孩子的渴求更加显著。人们更加注重养生保健，追求健康聪慧，崇尚绿色疗法。亚健康状态不只局限于成人，少儿也存在亚健康状态，养生保健当从孩子抓起。河东少儿推拿流派审时度势，首创少儿亚健康推拿调理分支学科，创新少儿亚健康理论并付诸实践，并将少儿推拿应用范围扩展到少儿养生保健，以及调理亚健康状态、心理行为异常、五官功能异常、筋骨异常等领域，融养生、保健、调理为一体。

养生保健可促进少儿生长发育，无病早防，使少儿不生病、少生病，减少疾病对少儿造成的痛苦和伤害。少儿推拿"以人疗人""用生命影响生命"，是"绿色医疗"理念的具体实践。少儿推拿是未病先防、已病防变，以及在最大限度地满足辨证治疗结果基础之上的便捷、灵活、可靠、及时、安全的调理方法。

学术思想二：先天后天统一观

先天与后天虽有区别，然其相互资助，相互促进，密不可分。少儿推拿理论认为，少儿先天与后天统一于神阙穴。神阙穴乃神之所舍，生命力之所在；又是神气通行出入之门户，为胎儿从母体获取营养以维持生命活动之通道。故神阙穴既是先天之本源、生命之根，又是后天之根源，为十二经脉之始生，是任脉的一个重要腧穴，与人体五脏六腑、脑髓胞宫、五官九窍、四肢百骸、皮毛骨肉有着密切的生理、病理联系。

少儿推拿独特的"神阙静振法"就作用于神阙穴，具有健脾补肾、和胃理肠、温经通络、散结通滞的功能，可驱外感诸邪、清内生诸积、调阴阳气血、理脏腑气机，对少儿常见的热、咳、吐、泻、惊等病症临床疗效显著。

学术思想三：经络系脏腑，根本在足上

河东流派认为，脏腑深藏体内，手法难于撼及。脏腑与经络相连，经络位于体表皮部，故循经推拿可以调理脏腑。依据"病在上，取之下""上病治下，滋苗灌根"的理论学说，引入全息反射疗法，独创足部四大特效穴推拿法。

学术思想四：注重脾胃，顾护后天之本

脾胃学说是河东少儿推拿流派的基本理论核心。

脾胃为后天之本、气血生化之源，脾胃失调是导致少儿亚健康和少儿疾病的主要因素；脾胃功能的强弱直接影响少儿的生长发育及对疾病的抵抗能力，调理脾胃功能就成为少儿养生保健、调理少儿亚健康状态、治疗少儿疾病的关键。

因此，时时固护后天之本，处处虑及脾胃为先，念念不忘脾胃之气。正所谓"调理脾胃者，医中之王道也"。

学术思想五：从胆论治

"从胆论治"是从"凡十一脏取决于胆"引申而来，既阐述了胆在少儿生理病理上的实际意义，又与少儿推拿密切相关。少儿"脏腑脆弱，易于惊恐"，胆气虚弱，则正气虚弱，内伤外感则极易损伤少儿稚嫩之胆气，使其阴阳失调，气血紊乱，发生疾病。少儿推拿就是通过一定的手法作用于相应的部位及穴位，促进和加强肝胆之疏泄功能，壮胆益气，使少阳胆之功能正常，气机调畅，升降出入有序，阴阳气血平衡，"气以胆壮，邪不能干"。因此，"从胆论治"对于指导少儿推拿临床实践具有重要意义。

根据不同体质，选择推拿方法

由于少儿的先天禀赋不同，所处后天环境有异，故体质上有明显的差别。河东少儿推拿流派认为少儿体质类型大致可分为五类，即正常质、痰湿质、气虚质、内热质、气阴两虚质。

正常质

体质表现：少儿形体胖瘦适中，或略胖，或略瘦，面色红润，头发黑亮，性格活泼，哭声或语音响亮，肌肉结实，饮食正常，大小便正常，睡眠安宁，平时较少生病。

发病及病理特点：少儿处于生长发育阶段，古有"稚阴稚阳"和"纯阳"之说，正常质的少儿虽然发育、营养正常，抗病能力尚好，但毕竟脏腑娇嫩，形气未充，脾常不足，易受六淫、疠气及饮食所伤，常见肺、脾系统病症。发病之后容易传变，由表入里，易虚易实，易寒易热。

推拿调理：摩腹、捏脊、补脾经、补肺经、清肝经、神阙静振法。

痰湿质

体质表现：少儿形体偏胖，肌肉松软，面色白或苍白少华，表情较淡漠，畏寒易汗，四肢末梢欠温，喉中常有痰鸣，睡时痰鸣加剧，多涎滞颐，食欲较差，易发腹胀，大便多溏，尿清，易患咳嗽，痰多。

发病及病理特点：易受寒湿所侵和饮食所伤，造成痰饮咳嗽、哮喘、吐泻、肿胀等疾病。发病之后，易伤阳气，造成脾肾阳气虚弱，痰湿内停，致肺脾气机失利等多种病理变化。

推拿调理：摩腹、捏脊、揉板门、补脾经、推三关、神阙静振法。

气虚质

体质表现：少儿形质较差，面白气弱，精神不振，肌肉不丰，四肢乏力，形寒畏冷，四末欠温，纳少腹胀，大便稀溏，小便清利，或有遗尿，易自汗出，易感冒，唇色淡白。

发病及病理特点：此类少儿体弱气虚，不耐外邪及饮食所伤，容易发病，经常罹患感冒及肺脾病症。

推拿调理：摩腹、捏脊、补脾经、补肺经、推三关、神阙静振法。

内热质

体质表现：少儿形体多瘦，少数偏胖而壮实，唇红面赤，急躁好动，精神亢奋，口干而渴，大便秘结，或食多易汗，睡眠不宁、辗转反侧，或潮热盗汗，或遗尿，手足心热，皮肤较干燥，小便黄而臊臭，口中气臭，易感冒发热，且热势往往较高，甚或热极生风而抽搐、惊厥。

发病及病理特点：易发温热病证。发病之后，易化热化火，动风生痰，或耗血动血，也易耗伤津液，造成阴虚内热。

推拿调理：摩腹、捏脊、揉内劳宫、补脾经、清天河水、神阙静振法。

气阴两虚质

体质表现：少儿形质瘦弱，气怯，面色苍白，表情淡漠或急躁，精神不振，口干，皮肤干燥，盗汗潮热，手足心热，睡眠不宁，唇色淡红或干红。

发病及病理特点：此类少儿易受外感，感邪之后，最易入里，或直中内陷，形成表里相兼、虚实夹杂证，以致阴阳两虚，病情往往较严重。

推拿调理：捏脊、摩腹、补脾经、补肾经、揉小天心、神阙静振法。

推五经，养护孩子五脏

五脏的具体功能在孩子身上体现得很明显。很多时候，孩子身体表现出来的状况和他的一举一动都可反映出五脏是否康健。

心神不安，孩子总是一惊一乍

如果孩子总是一惊一乍，表现出心神不安的样子，属于心阴虚或心血虚；孩子无缘无故地流眼泪，属心热；孩子身体瘦弱，坐着不动都时常冒汗，属心气虚。

上面这些情况，都应该从心调治，可以每天给孩子清心经：用拇指指腹从孩子的中指根向指尖方向直推50～100次。

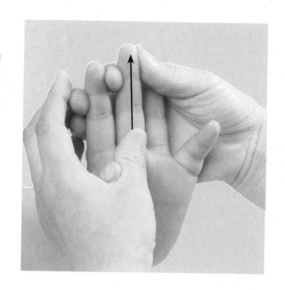

肝火大的孩子容易上火、发脾气

中医认为，少儿"肝常有余"，也就是说很多孩子体内肝火大，容易出现发热、眼干等症状；肝又主怒，肝火大的孩子通常脾气大，容易哭闹。

这种情况，可以每天给孩子清肝经：用拇指指腹从孩子的食指根向指尖方向直推100～200次。

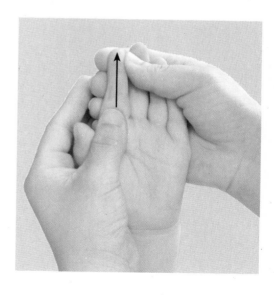

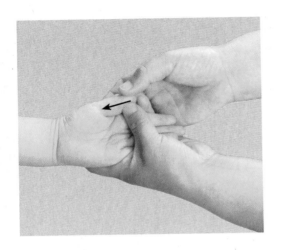

脾气虚弱，孩子就会晚上盗汗、消瘦

　　脾为后天之本、气血生化之源，脾统血，血汗同源。脾气虚弱，孩子就会盗汗、消瘦。脾有问题，可以每天补脾经：用拇指指腹从孩子的拇指尖向指根方向直推100～300次。

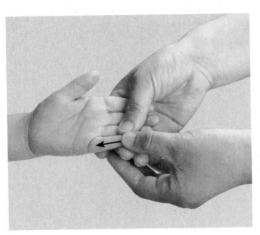

耳、齿、骨等器官有问题都应从肾调治

　　中医认为，肾主骨，开窍于耳，"齿为骨之余"。所以，孩子的齿、骨、耳等器官或部位有病都应该从肾调治。可以给孩子补肾经：用拇指指腹从孩子的小指尖向指根方向直推100～300次。

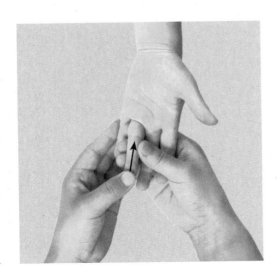

孩子说话声音低、经常感冒，往往是肺虚

　　孩子说话没有底气、声音低弱，这可能与肺气虚有关；孩子体质差，经常被感冒盯上，这也是肺气不足所致；孩子感冒后发不出声音，或者嗓音时常变得嘶哑，表明肺内有痰。

　　上述症状都要从肺论治，可以给孩子补肺经：用拇指指腹从孩子的无名指指尖向指根方向直推100～300次。

神阙静振法，呵护少儿真气

神阙穴，即肚脐，又名脐中，是人体任脉上的要穴。神阙静振法是河东少儿推拿流派的独特技法，具有健脾助运、培补元气、调和营卫的功效。神阙静振法可以激发少儿的元气，调理任脉、肝、脾、肾和大小肠的功能，重在调理少儿的脾胃，温通气血，脾肾共补，先天后天同治。因此，不论是少儿日常保健，还是少儿先后天不足引起的多种病症和亚健康状态，神阙静振法都有良好的治疗、调理作用。

神阙穴与人体生命活动密切相关

母体中的胎儿是靠胎盘来"呼吸"的，属先天真息状态。胎儿时期脐带紧连在脐中，胎儿出生后，脐带即被切断，先天"呼吸"中止，肺开始呼吸。神阙是人体重要的腧穴，与人体生命活动密切相关。经常对孩子的神阙穴进行静振，可使孩子真气充盈。

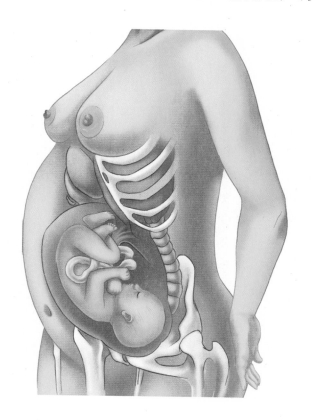

神阙静振的方法

神阙静振法操作时要求施术者手热心静，全神贯注，所谓"气行如泉、神静如岳"，这是河东少儿推拿流派神阙静振法的操作要领。

呼按吸提

施术者将手烤热或搓热，手心（内劳宫）轻覆于少儿神阙穴（肚脐）上，手法要轻，心要静，聚精会神于手掌，细心感受少儿的呼吸，随少儿的呼吸逐渐调节自身呼吸以配合少儿的呼吸，当两者呼吸达到同一频率后再逐渐以施术者自身的呼吸去引导少儿的呼吸，呼按吸提，提时手不离开少儿的肌肤，动中有静，静中有动，动静结合，形成共振，是神阙静振法的关键。

动静结合

动静结合之动，从外而言，是随少儿呼吸的节奏呼按吸提，形成共振，是为动；从内而言，是指少儿的气机升降有序，气行如泉，此亦动，即所谓静中有动。动静结合之静，从外而言，施术者的操作手应轻覆于少儿的神阙穴上，无按、压、摩、揉、推等动作，是为静；从内而言，施术者当心无旁骛，神静如岳，凝聚于手，此亦静，即所谓动中有静。

临床应用

神阙静振法技法独特，疗效显著，操作简单，安全舒适，不会使病人痛苦，更无副作用。不论是少儿的日常养生保健，还是亚健康状态，以及脾系、肺系常见病症，甚至于心理行为异常，都可以运用神阙静振法进行调理、治疗。

神阙静振法的操作法则为"聚神、调息、持久"，要求施术者聚精会神，呼按吸提，形成共振。神阙静振法的操作时间不应少于30分钟。

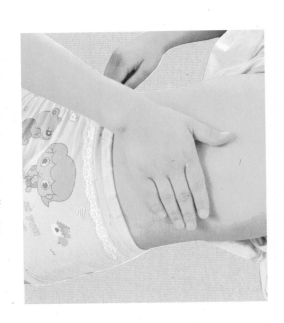

足部特效穴推拿法

止泻穴

- **定位：** 位于足外踝直向下做垂直线与赤白肉际相交处。
- **推拿方法：** 点法或按揉。
- **功效：** 专治腹泻。

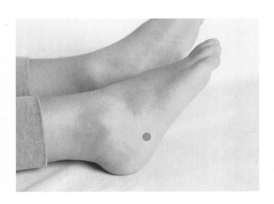

止咳穴

- **定位：** 位于足拇指后第一跖骨外侧，行间穴与太冲穴之间成一带状区。
- **推拿方法：** 推揉或推按。
- **功效：** 专治咳嗽。

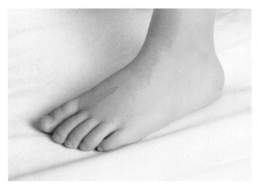

镇静穴

- **定位：** 位于足拇指指腹。
- **推拿方法：** 旋推。
- **功效：** 用于少儿惊啼、惊泻、厌食等。

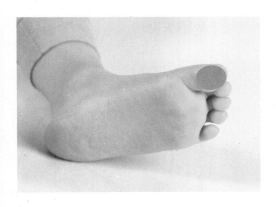

消食穴

- **定位：** 位于足底第一跖骨底内侧，太白穴与公孙穴之间成一带状区。
- **推拿方法：** 推揉或推按。
- **功效：** 专门调理少儿积食、食欲不振。

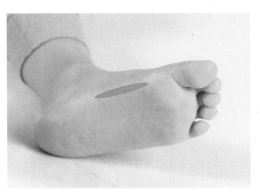

循经推拿法，调理效果显著

循经推拿法是河东少儿推拿流派的特色手法。

循经推拿法是以中医理论为基础，以经络学说为依据，以辨证论治为原则，在少儿身体上循着经络走向施以推拿手法，对脾经、胃经、肺经、胆经、膀胱经、任脉、督脉及特定穴位，迎随补泻，施以推、按、点、揉、摩、擦等手法刺激，通过经络的传导输送，疏通经络气血，调节脏腑功能，使气机升降有序，以调理少儿亚健康状态、增强少儿体质的一种纯自然疗法。

河东少儿推拿流派的循经推拿法就是根据少儿的亚健康状态或病症表现，四诊合参，确定某经病变，然后循其四肢的相应经络缓缓推揉。如遇手下异样点，则定点按、点、弹拨等。循经络整体调理，异样点局部处置，二者结合，取效甚速。

临床应用

1 肺系病症

咳嗽、哮喘、感冒、痰鸣等肺系实证。治法：神阙静振，推拿足部止咳穴，循推肺经（上肢掌侧前线，重点刺激中府、云门、尺泽、列缺、太渊、少商等穴），加头面四大手法（包括开天门、推坎宫、揉太阳、揉耳后高骨）、揉迎香、拿风池、分推手阴阳。肺系虚证治在肾（见肾系疾病）。

2 脾系病症

消化不良、腹泻、腹胀、便秘等。治法：长时间静振神阙，推拿足部止泻穴或消食穴，循推脾经、胃经（下肢内侧前线及下肢外侧前线，重点刺激足三里、上巨虚、内庭、公孙、太白、三阴交、阴陵泉等穴），加补脾经、揉板门、掐四横纹、揉中脘、摩腹。

3 肾系病症

口吃、语迟、反应迟，神气怯弱、遗尿、尿频、口齿耳疾等。治法：长时间静振神阙，按揉涌泉穴，循推肾经（下肢内侧后线，重点刺激太溪、复溜等穴），循推脊柱，加补肾经、揉二马、揉三阴交、摩囟门。

4 心系病症

夜啼、惊惕、多汗、吐舌弄舌、口舌生疮等。治法：静振神阙，推拿足部镇静穴，循推心包经（上肢掌侧正中线，重点刺激内关、大陵、劳宫等穴）、揉膻中、清心经、清肝经、捣小天心、清天河水。

5 肝系病症

惊风、抽动症、多动症、磨牙、眨眼频繁。治法：静振神阙，推拿足部镇静穴，循推肝经（下肢内侧中线，重点刺激行间、太冲、中封等穴），加清肝经、清心经、搓摩胁肋、点风府、摩囟门、掐总筋、掐揉五指节。

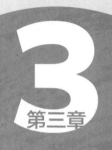

3

第三章

河东流派少儿推拿常用手法

少儿推拿常用单式操作手法

摩 法

在皮肤表面做较轻的环形运动称为摩法。摩法分为指摩法和掌摩法 。指摩可以用单指摩，也可以用多指摩。

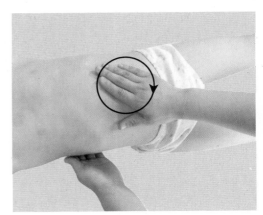

- **操作方法：** 用手掌掌面或食、中、无名指指腹附着于经络治疗的部位上，做环形的、有节律的摩旋。
- **注意事项：** 操作时，用手掌或手指在皮肤表面做回旋性摩动，作用温和而浅，力度仅达皮肤表面，"皮动肉不动"。该法常用于推拿前的导引和推拿后的放松。
- **临床运用：** 指摩法常用于点状穴位，如摩百会、摩中脘；掌摩法多用于腹部。指摩法宜稍轻快，掌摩法宜稍重缓。

推 法

在少儿推拿中，根据操作路径的不同，将推法分为以下几类：直推法、旋推法、分推与合推法。

直推法

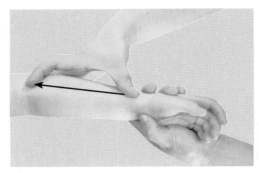

- **操作方法：** 在皮肤表面做单方向直线运动为直推法。从某一点起，沿直线推向另一点，即朝向一个方向。临床有拇指指腹推和食、中二指推，或食、中、无名三指推。
- **注意事项：** 直线单向推进，不得斜行或往返；频率稍快，120 次 / 分钟以上。
- **临床运用：** 主要用于线状穴位。例如，用于头面部的开天门、推坎宫；用于上肢部的推三关、清天河水、退六腑；用于手指部的补脾经；用于下肢的推箕门。

旋推法

- **操作方法：** 以拇指指腹在穴位上做顺时针方向回旋推动。其运动轨迹与摩法、运法的相同，但旋推法除了在皮肤表面摩擦并产生位移外，同时又带动深层肌肉做回旋运动。此为少儿推拿特有的手法。
- **注意事项：** 该法与指摩法相似，但指摩法的力度轻，不带动皮下组织，即"皮动肉不动"，而旋推的力度重，使"皮动肉也动"。
- **临床运用：** 该法只用于五指螺纹面，作用于五经穴，如旋推脾经、肺经、肾经等。

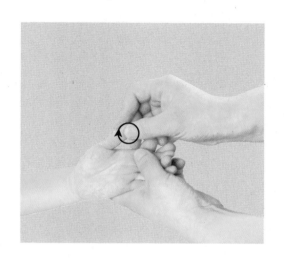

分推法与合推法

- **操作方法：** 用双手拇指指腹或大鱼际，同时从中央向两边推动，称为分推法，又称分法；用双手拇指指腹或大鱼际同时从两边向中央推动，称为合推法，又称合法。分推法与合推法是直推法的特殊情形。
- **注意事项：** 头面、手腕、背部多用拇指推，腹部可用拇指、多指或大鱼际推；两侧用力对等，部位对称，速度均匀。
- **临床运用：** 分推法多用于起式，可分别阴阳，调理气血，激活经络与穴位。例如，分推头阴阳（即推坎宫）常常作为起式，与开天门、运太阳、掐揉耳后高骨同用，以开启经络、激活诸穴；合推法闭合经穴，多用于收功，例如，合推手阴阳。

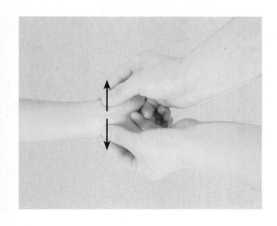

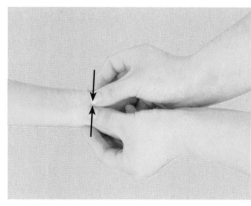

运 法

- **操作方法：** 用拇指指腹，或食、中、无名三指指腹在穴位上做由此往彼的弧形或环形运动。
- **注意事项：** 运法是手法中力道较轻的，比推法要轻柔，运法的速度比推法要慢。
- **临床运用：** 运法常用于弧形和圆形穴位的操作，如运手掌的内八卦，运水入土等。

掐 法

- **操作方法：** 用拇指指甲既快又重地掐在穴位上。
- **注意事项：** 垂直施力、快进快出、得气而止，临床上常用的掐人中就是这种方法。
- **临床运用：** 临床上这种方法经常用于急救。

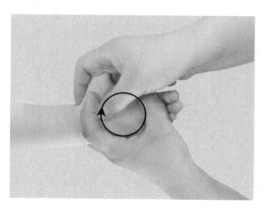

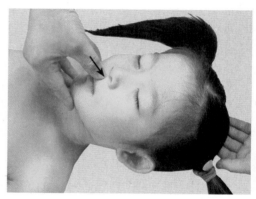

揉 法

- **操作方法：** 用指端或大鱼际或掌根，在某个部位或者穴位上，做顺时针或者逆时针方向回旋揉动。
- **注意事项：** 操作时指或掌紧贴少儿的皮肤不要移动，发力使该处的皮下组织随指或掌的揉动而产生内摩擦。手法要温和，多在疼痛部位或强力手法后应用。
- **临床运用：** 用拇指或中指揉太阳穴，可镇静安神；掌揉法多用于腹部，是治疗少儿腹痛、腹胀、食积、便秘等的重要方法；鱼际揉法在面部运用较多。

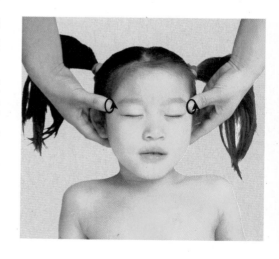

摇 法

- **操作方法：** 以一手托住或握住需要摇动的少儿关节的近端，另一手握住其远端，使肢体做被动的环转运动的方法。
- **注意事项：** 操作时，少儿应放松，肢体自然下垂；医者操作要缓和平稳，摇动的幅度由小至大，频率由慢渐快。
- **临床运用：** 摇动肢体，活气血、通经络、消积滞。

拿 法

- **操作方法：** 用大拇指、食指和中指相对用力，或者用大拇指和另外四指相对用力，提拿某个部位或穴位，做一紧一松的拿捏。
- **注意事项：** 操作时宜迅速拿起肌肉组织，稍等片刻后再松手使其复原。
- **临床运用：** 放松及消除疲劳的重要手法，具有疏通经络、活血化瘀之功，用于治疗肢体疼痛、强直，肩背酸楚等，例如，拿四肢、拿颈肩部等。

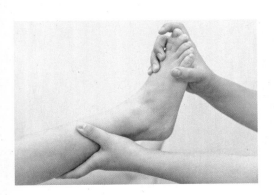

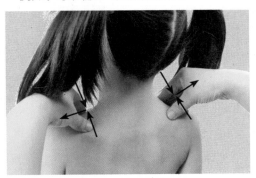

捏 法

- 特指捏脊疗法。
- **操作方法：** 一法为以两手拇指置于脊柱两侧，从下向上推进，边推边以拇指对应食、中二指捏拿脊旁皮肤；另一法为双手食、中、无名及小指屈曲，以食指第 2 指节垂直于脊柱正中，从下向上推进，边推边以食、中二指捏拿脊旁皮肤。
- **注意事项：** 操作部位均为从龟尾向上推进，直至大椎；捏起皮肤多少及提拿力度要恰当；一般捏脊法常捏 3 遍以上。
- **临床运用：** 本法为强刺激手法，长于化积、化痰、行水，用于饮食停积、痰饮、阴寒证的治疗，尤长于治疗疳积，因此临床又有"捏积"之称。

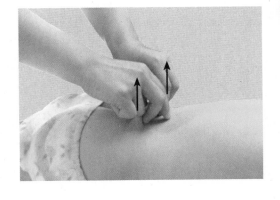

第三章

河东流派少儿推拿常用手法

按 法

- **操作方法：** 用指或掌在穴位或某些部位上垂直下压为按法。临床有拇指按、中指按和全掌按、掌根按等方法。
- **注意事项：** 运用按法时，力量要稳稳地由轻而重，当孩子感到一定的压迫感后，持续数秒，放松再按。
- **临床运用：** 指按法接触皮肤的面积小，刺激较强，适用于全身各部的穴位及痛点，有较强的止痛作用；掌按法接触皮肤的面积大，压力亦大，适用于腰背、脊柱和腹部等部位。

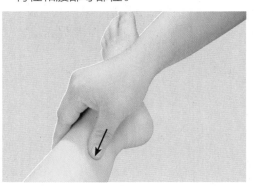

搓 法

- **操作方法：** 在夹持的基础上来回运动为搓法。操作者用双手掌夹持少儿肢体的某一个部位，相对用力，快速搓揉，并做上下往返移动。
- **注意事项：** 操作时，切忌粗暴，不用蛮力；如少儿不合作，或哭闹，不宜在其胸胁部操作，以免因外力造成岔气伤。
- **临床运用：** 用于四肢可活血化瘀，放松肢体；用于胸廓和胁肋可顺气、化积、化痰、消痞、散结。

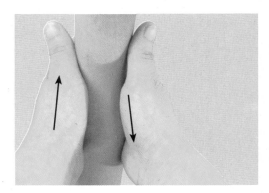

捣 法

- **操作方法：** 用中指指端或食、中指屈曲的指间关节，有节奏地快速敲打穴位，称为捣法。
- **注意事项：** 指间关节自然放松，以腕关节的屈伸来带动；落与起的距离不宜太长。
- **临床运用：** 用于点状穴位，特别是四肢关节处，可活络通经，镇惊定志，如捣小天心；用于头部、额部等肌肉较少的部位，嘣嘣声响，与弹法同功，有醒脑开窍的作用。临床可用于治疗少儿遗尿、鼻窦炎等。

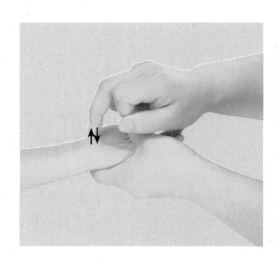

捻 法

- **操作方法：** 用拇指和食指的螺纹面拿捏住少儿肢体的某一个部位，均匀和缓地来回捻揉的方法。
- **注意事项：** 夹持力度适宜，不能太紧也不能太松；动作要灵活，手法不可呆滞，边捻边移动。
- **临床运用：** 适用于手指、足趾等四肢小关节，有舒筋活络、畅通气血之功。用于治疗指或趾损伤、疼痛、功能障碍等。

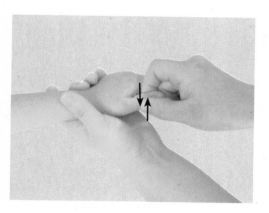

叩 法

- **操作方法：** 用手指或者手掌叩击孩子身体某些部位的一种手法，多用于四肢及腰部。快速叩击可使肌肉兴奋；轻而缓慢地叩击可使筋骨舒展。
- **注意事项：** 用腕发力，由轻到重，由慢到快或快慢交替进行。动作要灵活，发力要有弹性。
- **临床运用：** 疏通经脉，通络止痛，开窍醒脑，消除疲劳。可用于全身各部位，常用于头、肩背、胸及四肢。

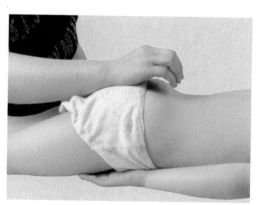

拍击法

- **操作方法：** 拍击法可分为拍法和击法。拍法用虚掌，击法可用掌根、掌尺侧缘、拳背，以及手指端或手指，有节律、短促、快速地拍或击打体表。
- **注意事项：** 掌拍时只可虚掌，不可实掌；指拍时要求手指并拢，主要用于线状穴位。
- **临床运用：** 拍击法可通经活络，对痹证，痿证，四肢麻木、感觉迟钝等有较好的疗效。

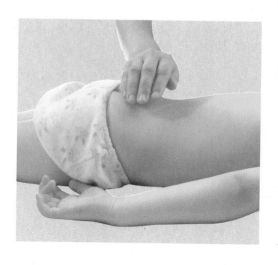

振 法

- **操作方法：** 以手掌或手指对穴位或肢体某部位施以高频率颤动的方法。有掌振法和指振法。
- **注意事项：** 要求施术者蓄力于掌或指，形神合一。
- **临床运用：** 用于肢体可通经活络，镇痛；用于脘腹可消积化浊，消痞散结；用于小腹和腰骶可导引元气，以温补见长。

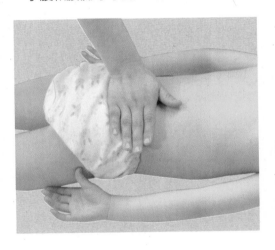

抖 法

- **操作方法：** 这是抖动少儿某侧上肢或下肢的一种手法。
- **注意事项：** 抖动时将孩子的肢端握住，用力使肢体做波浪式抖动，频率高、幅度小。
- **临床运用：** 抖法一般适用于上下肢，有舒缓筋骨、通经活络的作用。一般作为上下肢推拿的结束手法。

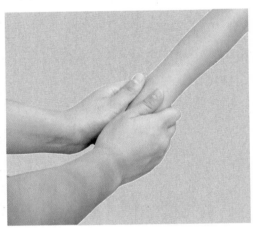

捏挤法

- **操作方法：** 以双手的拇指和食指，对称置于穴位四周，捏住皮肤同时用力向穴位中央推挤。
- **注意事项：** 捏住皮肤时要着实，要两手同时用力向里挤，不能一手轻、一手重。
- **临床运用：** 捏挤法消导之力较强，可消食化痰，如捏挤神阙、捏挤天枢，可用于治疗少儿厌食、腹胀、呕吐、泄泻等。

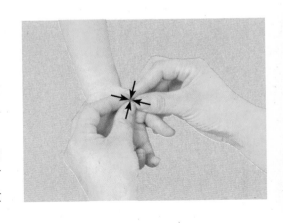

少儿推拿常用复式操作手法

黄蜂入洞

- **操作方法：** 施术者用食、中二指指腹在少儿两鼻孔下缘轻揉20～30次。
- **功效：** 开肺窍，通鼻息，发汗解表。
- **主治：** 风寒感冒所致鼻塞不通、发热无汗。

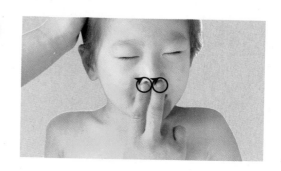

二龙戏珠

- **操作方法：** 少儿坐位，施术者以右手拿捏少儿的食指和无名指指端，左手拇、食二指捏按住少儿的阴池、阳池两穴（图A），并由此开始沿六腑、三关边捏边缓缓向上移动直至肘横纹，如此操作5次。最后以右手拿捏住其腕部阴池、阳池，以左手捏住少儿的食指和无名指指端左右摇摆20～30次（图B）。
- **功效：** 镇惊，调和气血。
- **主治：** 惊风、夜卧不安等症。

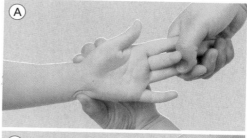

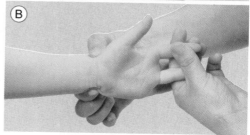

打马过天河

- **操作方法：** 施术者给少儿运内劳宫（见第67页图示）30～50次后，用右手食、中二指指腹蘸凉水，由少儿的总筋起弹打至曲池，边弹打边吹凉气，称打马过天河，又称打马过河，操作10～20次。
- **功效：** 退热，活络，通利关节。
- **主治：** 恶寒发热、手臂麻木、肘关节或腕关节活动不利等。

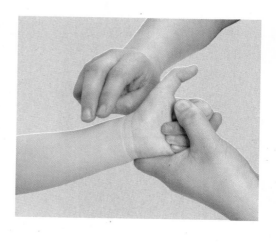

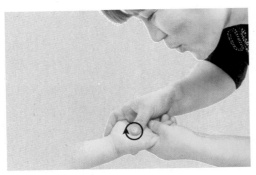

水底捞明月

- **操作方法：** 施术者固定少儿的一只手，使之仰掌，滴水于少儿内劳宫穴处，另一手拇指旋推少儿的掌心，并用口向其吹气。操作30~50次。
- **功效：** 清热凉血，清心除烦。
- **主治：** 少儿高热、烦躁等。

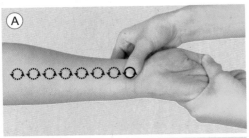

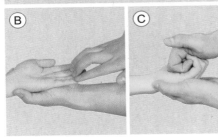

飞经走气

- **操作方法：** 施术者以左手握住少儿的食、中、无名、小指，使其掌面与前臂掌侧面朝上，以右手的拇、食、中、无名指指腹着力从少儿腕部总筋起始揉捏至肘横纹再揉捏回总筋（图A），如此反复操作9次。最后施术者再以左手拇、食二指分别拿住少儿的阴池、阳池，右手捏住少儿食、中、无名、小指指腹，一伸一缩15~20次（图B、图C）。
- **功效：** 可行气活血、清肺化痰。
- **主治：** 少儿肺炎引起的痰鸣、气逆等。

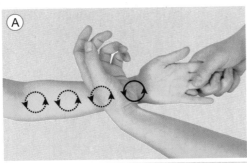

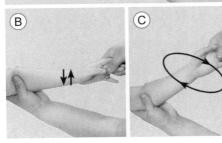

苍龙摆尾

- **操作方法：** 施术者以右手握住少儿的左手食、中、无名三指，使其掌心向上，以左手小鱼际从腕部总筋开始沿天河水向上搓揉，至肘横纹时用力稍重，再从肘横纹向下搓揉至总筋（图A），如此一上一下搓揉3~4次。最后施术者以左手掌托于少儿肘尖，右手仍握其三指，双手配合，先左右摆动手腕9次（图B），再摇动9次（图C）。因其状如龙摆尾，故名苍龙摆尾。
- **功效：** 开闭结，通二便。
- **主治：** 少儿便秘、胸闷、尿少等。

猿猴摘果

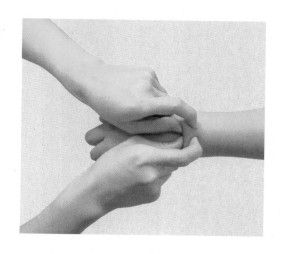

- **操作方法：** 施术者坐于少儿身前，用两手拇指、食指捏少儿的螺蛳骨上皮（螺蛳骨的位置在尺骨小头桡侧缘上方缝隙处，相当于手太阳小肠经养老穴），一扯一放，可操作 20～30 次。
- **功效：** 本法性温和，可以化寒痰、健脾胃。
- **主治：** 少儿寒痰、食积、发热恶寒等。

凤凰单展翅

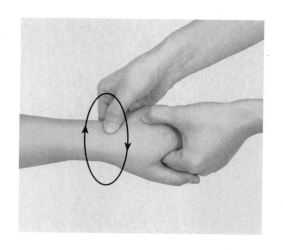

- **操作方法：** 施术者以一手拇、中二指分别捏拿少儿的内、外劳宫穴，以另一手拇指点按小儿一窝风穴，其余四指与拇指相对夹住小儿的手腕，两手协调，摇动少儿手腕。操作 20 次左右。
- **功效：** 调和气血，顺气化痰，温经补虚。
- **主治：** 少儿气虚发热、寒痰咳喘等。

凤凰鼓翅

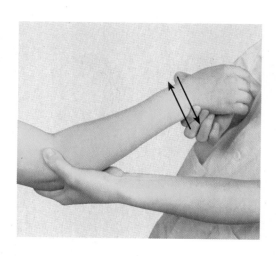

- **操作方法：** 施术者用左手托住少儿的肘部，右手握少儿的腕部，并以拇、食二指分别掐按腕背阳溪、阳谷两穴，左右摆动，操作 10～20 次。
- **功效：** 本法可温肺经、祛风寒、止咳嗽。
- **主治：** 少儿风寒咳嗽。

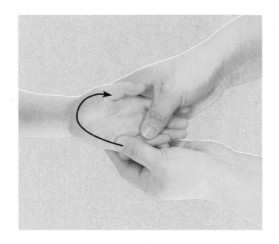

运水入土

- **操作方法：** 医者用右手夹持少儿的左手，使其掌心向上，用左手拇指指腹从少儿的小指根起，经小鱼际、小天心、大鱼际直至大指根处，单向推运100～200次。
- **功效：** 健肾利尿，止泻通便。
- **主治：** 少儿脾虚体弱、泄泻、痢疾等土盛水枯证。

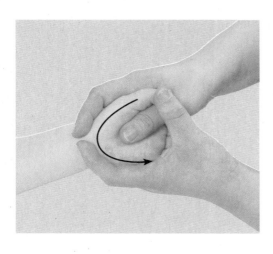

运土入水

- **操作方法：** 医者将右手虎口叉于少儿的左手虎口，使其掌心向上，用右手食、中二指夹持住少儿的左手腕，以左手拇指指腹从少儿的大指根起，经大鱼际、小天心、小鱼际直至小指根处，单向推运100～200次。
- **功效：** 利尿，清湿热，滋补肾水。
- **主治：** 少儿小便频数、下腹胀痛、吐泻等症。

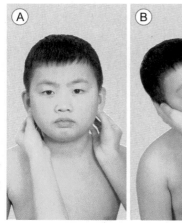 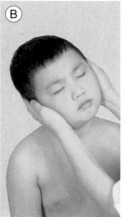

Ⓐ Ⓑ

揉耳摇头

- **操作方法：** 施术者用双手拇、食二指指腹分别相对用力捻揉少儿的两耳垂30～40次（图A），再捧其头部左右摇晃10～20次（图B）。
- **功效：** 安神定惊，调和气血。
- **主治：** 少儿惊风、夜啼、脘腹胀满、大便秘结等。

开璇玑

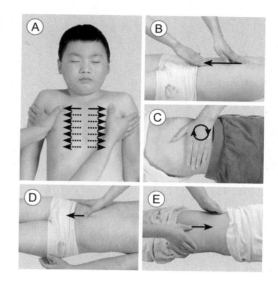

- **操作方法：** 少儿仰卧，暴露胸腹。施术者先用两手拇指自少儿的璇玑穴向正中线两侧分推，并逐渐向下移动直至剑突下的鸠尾穴，反复操作 10 遍（图 A）。然后用两手掌交替从胸骨下端鸠尾垂直向下经中脘直推至肚脐，两手各推 10 次（图 B）。再用手掌顺时针摩腹 1 分钟（图 C）；之后用指腹从脐向下直推至耻骨联合，推 10 次（图 D）；最后推上七节骨 64 次（图 E）。以上手法为 1 遍，共操作 3~5 遍。
- **功效：** 消食和胃，开胸导痰，清热镇惊。
- **主治：** 少儿气急、吐泻、惊风等。

老汉扳罾

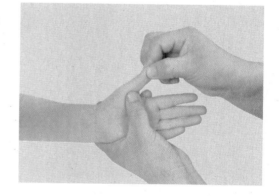

- **操作方法：** 少儿仰掌，施术者用左手拇指掐少儿的拇指根部，用右手拇指掐少儿的拇指指腹，两手协调摇动其拇指。操作 20 次左右。
- **功效：** 健脾消食。
- **主治：** 少儿腹胀、腹痛、便秘、厌食等。

总收法

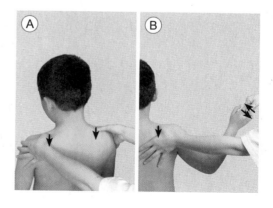

- **操作方法：** 施术者用两手拇指或食指点按少儿的两肩井穴（图 A），然后以一手手指点按一侧肩井，以另一手捏住少儿同侧手的食指与无名指，使前臂屈伸并摇动之（图 B）。此法多用于调理结束时。
- **功效：** 调和气血、疏通气机。

河东流派少儿推拿手法特色

河东流派少儿推拿手法，充分吸取了整体推拿手法的精华，从少儿的生理、病理出发，形成了具有自身特色的符合少儿体质、状态且易于被少儿接受的操作方法，具有轻快、柔和、平稳、着实的特点。

轻快

"轻"指手法的力度轻，"快"指手法的频率快。少儿身体娇小柔弱，不耐重力，所以在少儿推拿手法的力度上只能轻，不能重。轻手法固然刺激弱，但频率快，连续不断地作用于经穴，量的积累最终产生质变，同样能够达到治疗目的，而且更加安全并适合少儿体质。

柔和

"柔和"指手法动作温柔、力量缓和、变换自如，使手法"轻而不浮，重而不滞""刚中有柔，柔中有刚"，实现"刚柔相济"。柔和与力度较轻有关，但手法柔和不等于手法轻。柔和是一种状态，更是一种境界。这种境界和状态寓于各种手法之中，只有在相当熟练地掌握了某种手法并长期运用某种手法后，才会在不自觉间从操作过程中流露出来。

平稳

"平稳"是指手法的力度、频率和幅度均匀波动在一定范围内。具体指操作某种手法时，其运动轨迹相对恒定，没有太大的波动，切忌力度忽轻忽重、频率忽快忽慢、幅度时大时小。

着实

"着"有附着的含义，"实"即实在的意思。"着实"是指手法虽轻但不浮，只有着实了，疗效才有保证。要"着实"，需要对少儿的体位和推拿部位加以固定，才容易使手法有效作用于穴位。

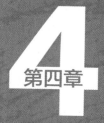

4 第四章

河东流派少儿推拿常用穴位

认识少儿的经络穴位

少儿有特定的推拿穴位，和大人不同

虽然少儿推拿的原理和成人推拿的原理一样，都是以刺激穴位、疏通经络作为治病保健的基础，但是少儿推拿还有它的特殊性，即除了常用的十四经穴和经外奇穴与成人的相同外，大多数为少儿推拿特定穴。这些穴位形态呈"点""线""面"状，多分布在肘关节以下和头面部，并以两手居多。

少儿的五个手指分别对应脾、肝、心、肺、肾

在少儿推拿中孩子的5根手指分别与脾、肝、心、肺、肾密切相连，推拿5根手指有调理五脏的效果。大拇指对应脾经，家长常给孩子推大拇指，可以增进孩子的食欲；食指对应肝经，家长常给孩子推食指，可以清泻孩子体内多余的肝火；中指对应心经，按揉孩子的中指，有宁心安神、促进睡眠的功效；无名指对应肺经，轻揉孩子的无名指，可以培补肺气，使孩子不被感冒、咳嗽盯上；小指对应肾经，按捏孩子的小指，能够补肾强体，让孩子身体结实。

少儿的穴位不仅有点状的，还有线状、面状的

这些特定穴位分布在全身各处，既有点状穴，也有随经络走向呈现线状的，还有随着身体区域性反应而呈现面状的。例如，一窝风、二扇门、小天心等是点状的；三关、天河水、六腑、攒竹等是线状的；腹部、胁肋是面状的。

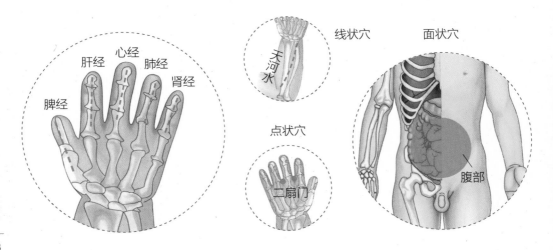

成人推拿所用的攒竹穴，在少儿推拿中叫"天门"

有的穴位在应用方面和成人推拿有相同的地方，比如，关元、太阳、人中、足三里等穴，也有与成人推拿截然不同的地方，比如，少儿的天门穴又称攒竹穴，和成人的攒竹穴名称相同，但位置不同。

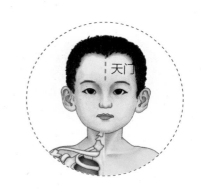

小贴士

少儿推拿手法和成人推拿手法有不同之处

成人推拿大都要求有力，而少儿推拿则要求柔和轻快。成人推拿用穴多数是点状穴；少儿推拿多采取推拿点状穴、抚摸面状穴和推揉线状穴相结合的手法。

少儿推拿的操作原则

少儿推拿对于5岁以下的孩子效果较佳，对婴幼儿尤其适宜。但实际临床用推拿调理的孩子的年龄也有超过5岁的，给较大年龄的孩子做推拿，常需要结合成人推拿手法。

少儿推拿的操作顺序

少儿推拿常按照一定的顺序进行，一般先头面，次上肢，再胸腹腰背，最后是下肢。另外，也可以先推主穴，再推配穴。

对上肢部穴位，不分男女，施术者可根据习惯和操作方便等情况选择推拿少儿的左手或右手。一般保健调理或病症单一时，单侧施术即可。

有时可根据少儿的健康状况和病情的轻重缓急，以及少儿的体位，确定推拿施术的先后顺序。

例如，治疗脾虚泄泻可先推上肢主穴，补脾、补大肠，后推腰背部配穴，推上七节骨、揉龟尾等。

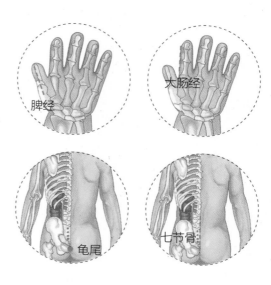

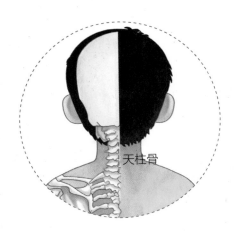

天柱骨

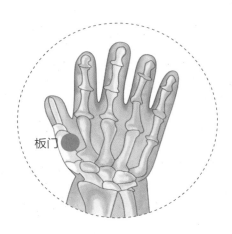

板门

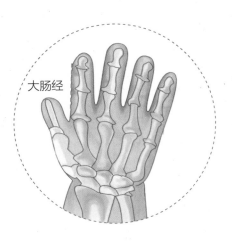

大肠经

治疗胃热呕吐，可先推颈项部主穴天柱骨，后推上肢配穴，揉板门、清大肠等。

在治疗时，如果少儿已经熟睡，可以先给少儿摩腹，避免少儿醒时哭闹、腹肌紧张而影响调理效果。总之，调理应根据具体状况灵活掌握操作顺序。

少儿推拿的操作时间和次数

少儿推拿的操作时间，要根据少儿的年龄大小、体质强弱、疾病的缓急和病情的轻重，以及所用手法的特性等因素确定。

推拿调治的次数通常为每日 1 次；对急性热病等高热情况，可每日 2 次；养生保健调理或慢性病症调理可以隔日1 次。推拿调理、治疗的时间为每次 20 ～30 分钟，也可以根据具体情况灵活掌握。

少儿推拿的手法运用

给少儿做推拿，一般用推法、揉法时操作次数较多；摩法的操作时间比较长；掐法操作则应重、快、少，掐后常配以揉法操作，且经常放在治疗最后使用；按法和拿法很少单独运用，通常和揉法、捏法搭配应用。

少儿推拿和成人推拿有所不同

根据少儿的生理病理特点，少儿推拿保健调理和治疗手法与成人推拿的手法有所不同，手法操作尤其强调轻柔、均匀、平稳、着实。施术时需要借助一定的介质，以润滑皮肤，使疗效增强。

如何快速找到少儿的穴位

穴位是腧穴的俗称，"腧"通"输"，有传输的意思，穴即空隙。

推拿穴位可以调和脏腑、疏通经络、平衡阴阳、促进气血畅通，从而保证身体健康。取穴的方法很多，以被推拿者的手指尺寸为标准来取穴的方法，称为"手指同身寸取穴法"。因为个人手指的长度和宽度与其他部位存在一定的比例，所以可用被推拿者本人的手指尺寸来测量定穴。一般来说，手指同身寸取穴法是最常用、最简便的取穴方法。

少儿推拿常用取穴方法如下：

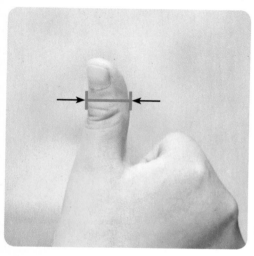

1寸
将被推拿者拇指指关节的横向宽度作为1寸。

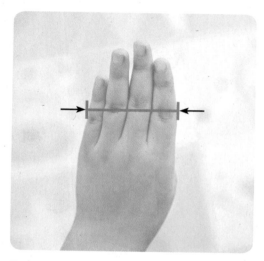

3寸
称"一夫法"。被推拿者将食指、中指、无名指、小指并拢，以中指中节近掌部关节横纹处为准，四指横向宽度作为3寸。

手掌部常用穴位

脾经（又名脾土）

- **定位：** 拇指桡侧缘由指根到指尖成一直线。
- **操作方法：** 施术者以左手握住少儿的手，同时以拇、食二指捏少儿的拇指，使之微屈，再以右手拇指指腹自少儿拇指指尖推向指根为补脾经。若将少儿拇指伸直，自指根推向指尖为泻脾经（或称清脾经）。来回推为平补平泻，为清补脾经。
- **次数：** 100～300 次。
- **主治功效：** 补脾经可健脾胃、补气血，用于脾胃虚弱所致食欲不振、肌肉消瘦、消化不良等症；清脾经可清热利湿，化痰止呕，用于湿热熏蒸所致皮肤发黄、恶心呕吐、腹泻、痢疾等症。
- **注意事项：** 少儿脾胃虚弱，治疗不宜攻伐太过。一般情况下，脾经穴多用补法，体壮邪实者方可用清法。少儿体虚，正气不足，患斑疹热病时可推补本穴，使隐疹透出，但手法宜快，用力宜重。

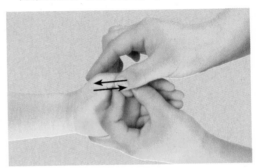

肝经（又名肝木）

- **定位：** 食指掌面由指根至指尖成一直线。
- **操作方法：** 施术者以一手握少儿的手，以另一手拇指指腹自少儿的食指尖向指根方向直推为补肝经，由食指根向指尖方向推为清肝经。
- **次数：** 100～500 次。
- **主治功效：** 清肝经可平肝泻火，息风镇惊，解郁除烦，常用于惊风、抽搐、烦躁不安、五心烦热等病症。
- **注意事项：** 肝经宜清不宜补，若肝虚应补时，则需补后加清，或以补肾经代之，称之为滋肾养肝法。

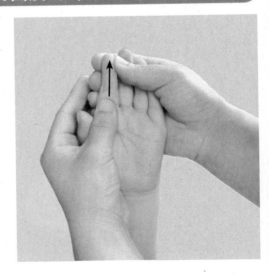

心经（又名心火）

- **定位：**中指掌面由指根到指尖成一直线。
- **操作方法：**施术者用一手固定少儿的中指，以另一手拇指指腹自少儿的中指根横纹处推向指尖，称清心经，反之则称为补心经，统称为推心经。
- **次数：**100～500 次。
- **主治功效：**清心经可清热泻火，常用于心火炽盛引起的高热神昏、小便短赤等，常与清天河水、清小肠等合用。
- **注意事项：**本穴宜清不宜补，补心经恐引动心火。若气血不足，易见心烦不安、睡卧露睛等症。

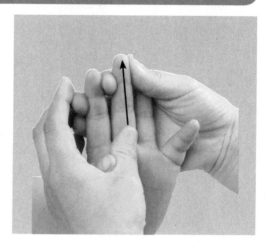

肺经（又名肺金）

- **定位：**无名指掌面由指根到指尖成一直线。
- **操作方法：**施术者用一手固定少儿的无名指，以另一手拇指指腹自少儿的无名指指根向指尖方向推为清，称清肺经；由指尖向指根方向推为补，称补肺经。
- **次数：**100～500 次。
- **主治功效：**补肺经可补益肺气，用于肺气虚弱、咳喘、虚汗、畏寒等肺经虚寒证；清肺经可宣肺清热、疏风解表、化痰止咳，用于感冒发热，以及咳嗽、喘、痰鸣等肺经实热证。

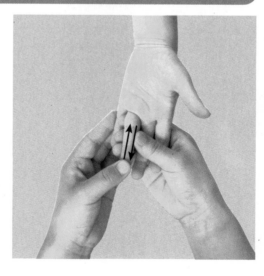

肾经（又名肾水）

- **定位：**小指掌面由指根到指尖成一直线。
- **操作方法：**施术者用一手固定少儿的小指，以另一手拇指指腹由少儿的小指尖向指根方向直推为补，称补肾经；由指根向指尖直推为清，称清肾经。
- **次数：**100～300 次。
- **主治功效：**补肾经可补肾益脑、温养下元，用于先天不足，久病体虚，肾虚而致久泻、多尿、遗尿、虚汗、虚喘等症；清肾经可清利下焦湿热，用于膀胱蕴热所致小便赤涩等症。临床推拿肾经多用补法。

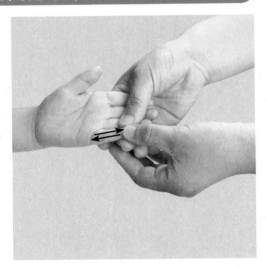

肾顶与肾纹

- **定位：**肾顶，位于小指顶端；肾纹，位于小指掌面第二指间关节横纹处。
- **操作方法：**施术者以拇指指腹先揉少儿的肾顶，再揉肾纹。
- **时间、次数：**揉肾顶 1 分钟，再来回搓摩 100 次；然后揉肾纹 1 分钟。
- **主治功效：**肾顶为调理汗证的要穴，对少儿自汗、盗汗有效；肾纹为治目疾的要穴，主治目赤肿痛、鹅口疮、淋巴结肿大等。

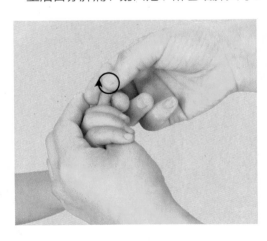

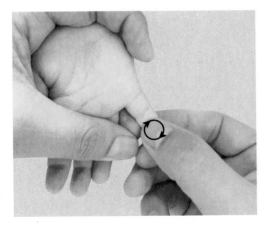

大肠经（又名小三关、指三关）

- **定位：** 食指桡侧缘，自食指尖至虎口成一直线。
- **操作方法：** 施术者用左手托少儿的手，以拇、食二指夹住少儿的食指，以右手拇指桡侧从少儿的食指尖推向虎口为补，称补大肠，反之为清大肠。
- **次数：** 100～300 次。
- **主治功效：** 补大肠可涩肠固脱、温中止泻，用于虚寒腹泻、脱肛等病症；清大肠可清利肠道，除湿热，导积滞，多用于湿热泻、食积滞留肠道、身热腹痛、下痢赤白、大便秘结等病症。

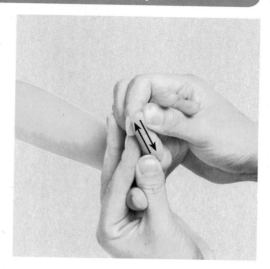

小肠经

- **定位：** 小指尺侧赤白肉际，自指尖到指根成一直线。
- **操作方法：** 施术者用一手固定少儿的手，以另一手拇指指腹在少儿的小指尺侧缘由指尖直推向指根为补，称补小肠，反之则为清小肠。
- **次数：** 100～300 次。
- **主治功效：** 清小肠可清利下焦湿热、泌清别浊，多用于小便短赤不利、尿闭、水泻等病症；若属下焦虚寒所致多尿、遗尿，则宜补小肠。

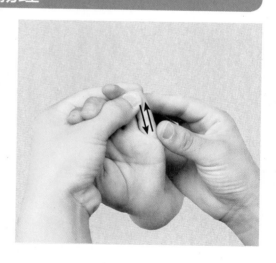

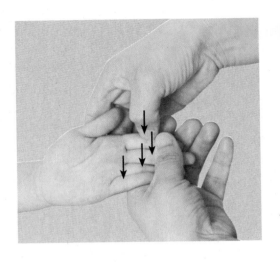

四横纹（又名四缝）

- **定位：** 掌面食、中、无名、小指的第一指间关节横纹处。
- **操作方法：** 施术者用拇指先掐后揉本穴，掐1下揉3下，称掐揉四横纹；或将少儿四指并拢，自食指第一指间关节横纹推向小指第一指间关节横纹，称推四横纹。
- **次数：** 掐揉3~5次，或推100~300次。
- **主治功效：** 掐揉本穴可退热除烦、散瘀结；推本穴可调中行气、和气血、消胀满。临床用于疳积、腹胀、消化不良等。

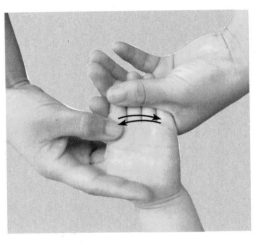

小横纹

- **定位：** 掌面食、中、无名、小指的掌指关节横纹处。
- **操作方法：** 施术者用拇指掐本穴，称掐小横纹；用拇指桡侧推，称推小横纹。
- **次数：** 掐3~5次，或推100~300次。
- **主治功效：** 推或掐本穴可退热、消胀散结，主要用于脾胃热结所致口唇溃烂及腹胀等病症。

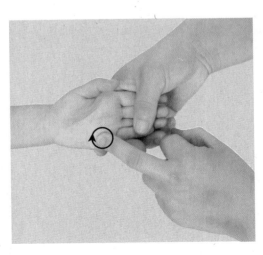

掌小横纹

- **定位：** 掌面小指根下、尺侧掌横纹头。
- **操作方法：** 施术者用中指或拇指端按揉本穴，称揉掌小横纹。
- **时间：** 1~3分钟。
- **主治功效：** 揉掌小横纹可清热散结，宽胸宣肺，化痰止咳。主要用于喘咳、口舌生疮等。本穴为治疗百日咳、肺炎的要穴。

板门

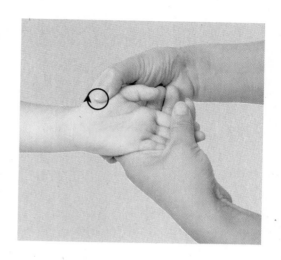

- **定位：** 大鱼际部的高点处。
- **操作方法：** 施术者用指端揉该穴，称揉板门；自板门推向掌根，或反之，称推板门。
- **时间：** 1～3分钟。
- **主治功效：** 揉板门可健脾和胃，消食化滞，运达上下之气。多用于乳食停积，食欲不振，或嗳气、腹胀、腹泻、呕吐等病症。

内劳宫

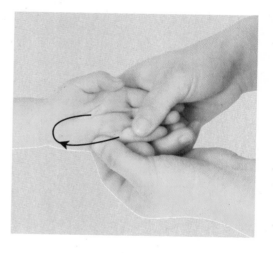

- **定位：** 在掌心中，握拳时中指端下即是。
- **操作方法：** 施术者用中指端揉该穴，称揉内劳宫。以拇指指腹自少儿的小指指根起掐运，经小天心至内劳宫，称运内劳宫。
- **时间、次数：** 揉1～3分钟，运100次。
- **主治功效：** 揉内劳宫可清热除烦，用于心经有热所致口舌生疮、发热、烦渴等症；运内劳宫可清虚热，对心、肾两经虚热最为适宜。

内八卦

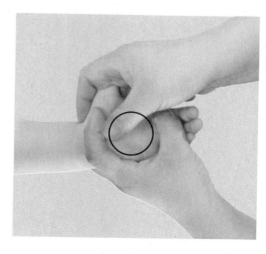

- **定位：** 在掌心周围，以掌心为圆心，掌心至中指根横纹的2/3为半径所作圆。
- **操作方法：** 施术者用拇指指腹做运法，称运内八卦。从小鱼际开始出虎口方向做运法，称顺运内八卦；从小鱼际开始入虎口方向做运法，称逆运内八卦。
- **次数：** 50～100次。
- **主治功效：** 运内八卦可宽胸利膈，理气化痰，行滞消食。顺运内八卦能升能散；逆运内八卦能降能平。

小天心

- **定位：** 在手掌大小鱼际交接处凹陷中。
- **操作方法：** 施术者用指掐、揉、捣该穴，称掐小天心、揉小天心、捣小天心。
- **时间、次数：** 揉1～3分钟，掐或捣3～5次。
- **主治功效：** 揉小天心可清热、镇惊、利尿、明目，主要用于心经有热而致目赤肿痛、口舌生疮。掐、捣小天心可镇惊安神，主要用于惊风抽搐、夜啼、惊惕不安等症。

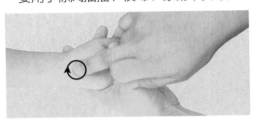

十王（又名十宣）

- **定位：** 十指尖，指甲内赤白肉际处。
- **操作方法：** 用掐法，称掐十王。
- **次数：** 掐3～5次，或掐至患者醒后即止。
- **主治功效：** 掐十王主要用于急救，有清热、醒神、开窍的作用。

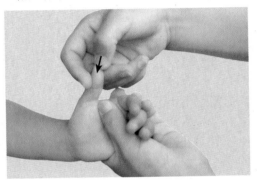

五指节

- **定位：** 在掌背五指中节（第一指间关节）横纹处。
- **操作方法：** 施术者用拇指甲掐该穴，称掐五指节；用拇指或中指揉该穴，称揉五指节。
- **时间、次数：** 掐3～5次，揉1～3分钟。
- **主治功效：** 掐揉五指节有安神定惊、化痰开窍的作用，可调理惊风、吐涎、指间关节屈伸不利等。

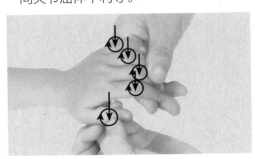

二扇门

- **定位：** 掌背中指根本节两侧凹陷处。食指与中指交界处为第一扇门，中指与无名指交界处为第二扇门。
- **操作方法：** 施术者用两手拇指甲掐该穴，称掐二扇门；用两手拇指偏峰按揉该穴，称揉二扇门。
- **时间、次数：** 掐3～5次，揉1～3分钟。
- **主治功效：** 掐揉二扇门可发汗透表、退热平喘，是发汗效法。

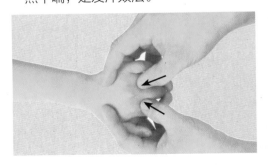

二马（上马）

- **定位：** 在手背无名指及小指的掌指关节后凹陷中。
- **操作方法：** 施术者用拇指端揉或用拇指甲掐该穴，称揉二马或掐二马。
- **时间、次数：** 掐3~5次，揉1~3分钟。
- **主治功效：** 临床上用揉法为多，揉二马可滋阴补肾、顺气散结、利水通淋，为补肾滋阴的要法。主要用于腹痛、小便赤涩、潮热等。

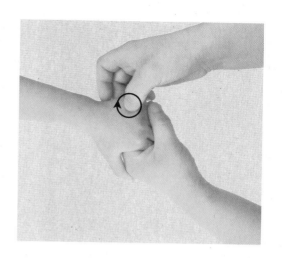

外劳宫

- **定位：** 在掌背第三、第四掌骨歧缝间凹陷中，与内劳宫相对。
- **操作方法：** 掐或揉该穴，分别称掐外劳宫或揉外劳宫。
- **时间、次数：** 掐3~5次，揉1~3分钟。
- **主治功效：** 本穴性温，为温阳散寒、升阳举陷的要穴，兼可发汗解表。临床上用揉法为多。揉外劳宫主要用于一切寒证，不论外感风寒所致鼻塞流涕，还是脏腑积寒所致完谷不化、肠鸣腹泻、寒痢腹痛、疝气等症，皆可应用。

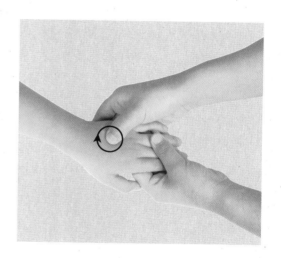

一窝风

- **定位：** 屈腕，手背掌根腕横纹正中凹陷处。
- **操作方法：** 用指端揉该穴，称揉一窝风。
- **时间：** 1~3分钟。
- **主治功效：** 揉一窝风可温中行气，止痹痛，利关节。常用于受寒、食积等原因引起的腹痛等症。

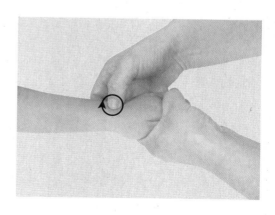

前臂部常用穴位

大横纹（又名手阴阳）

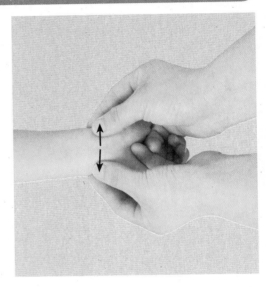

- **定位：**仰掌，掌后横纹处，近拇指端称阳池，近小指端称阴池。
- **操作方法：**施术者用两手拇指指腹自少儿的掌后横纹中点（总筋）向两旁分推，称分推大横纹，又称分阴阳。若自两旁向中间合推，则称合推大横纹或合阴阳。
- **次数：**30～50次。
- **主治功效：**分阴阳可平衡阴阳、调和气血、行滞消食，多用于阴阳不调、气血不和而致寒热往来、烦躁不安，以及乳食停滞而致腹胀、腹泻、呕吐等症；合阴阳可行痰散结，多用于痰结喘嗽、胸闷等症。

三关

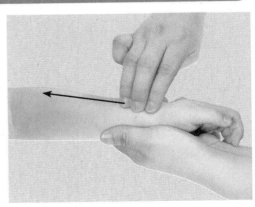

- **定位：**前臂桡侧，从腕横纹至肘横纹成一直线。
- **操作方法：**施术者用拇指指腹或食、中、无名三指指腹自少儿的桡侧腕横纹推向肘横纹，称推三关。
- **次数：**100～300次。
- **主治功效：**推三关性温热，可补气行气、温阳散寒、发汗解表，主治一切虚寒病证，对非虚寒病证慎用。

天河水

- **定位：** 前臂正中，从腕横纹至肘横纹成一直线。
- **操作方法：** 施术者用食、中二指指腹自少儿前臂正中的腕横纹推向肘横纹，称清天河水。
- **次数：** 100~300 次。
- **主治功效：** 性凉，较平和，可清热解表、泻火除烦，主要用于治疗热性疾病，清热而不伤阴，多用于五心烦热、口燥咽干、唇舌生疮、夜啼等症。

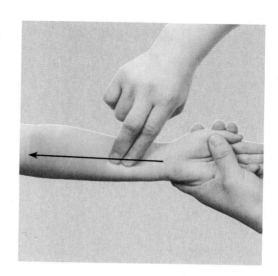

六腑

- **定位：** 前臂尺侧，从阴池至肘成一直线。
- **操作方法：** 施术者用拇指指腹，或食、中、无名三指指腹自少儿前臂尺侧的肘部推向腕部，称退六腑或推六腑。
- **次数：** 100~300 次。
- **主治功效：** 退六腑性寒凉，可清热凉血、解毒，对温病邪入营血、脏腑郁热积滞、壮热烦渴，以及腮腺炎等实热病证均可应用。若少儿脾虚腹泻、大便溏薄者，本法慎用。

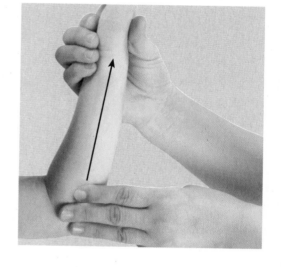

膊阳池

- **定位：** 在手背一窝风后 3 寸处。
- **操作方法：** 施术者用拇指或中指端按揉该穴，称按揉膊阳池。
- **时间：** 1~3 分钟。
- **主治功效：** 按揉膊阳池可止头痛、通大便，特别对大便秘结，揉之多有显效。但大便溏薄者禁用。

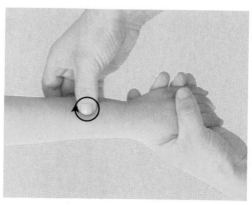

头面部常用穴位

天门（又名攒竹）

- **定位：** 从眉心至前发际成一直线。
- **操作方法：** 施术者用两拇指自下而上交替直推少儿的该穴，称开天门，又称推攒竹。
- **次数：** 30～50 次。
- **主治功效：** 开天门可疏风解表，开窍醒脑，镇静安神，常用于外感发热、头痛等症。

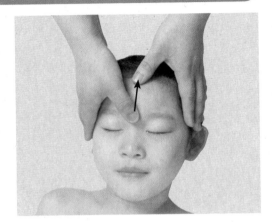

坎宫

- **定位：** 自眉心到眉梢成一横线。
- **操作方法：** 施术者用两拇指自少儿的眉心向眉梢分推，称推坎宫。
- **次数：** 30～50 次。
- **主治功效：** 推坎宫可疏风解表，醒脑明目，止头痛，常用于外感发热、头痛等症。

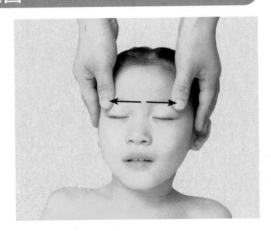

太阳

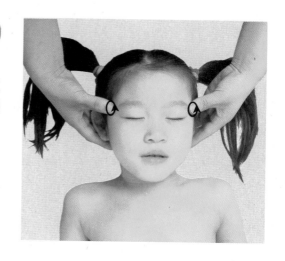

- **定位：** 两侧眉梢后凹陷处。
- **操作方法：** 施术者用两拇指自前向后直推少儿的该穴，名推太阳。用拇指指端揉按该穴，称揉太阳或运太阳。
- **时间：** 1~3 分钟。
- **主治功效：** 推或揉太阳穴可疏风解表、清热明目、止头痛，主要用于外感发热、头痛等症。

高骨（耳后高骨）

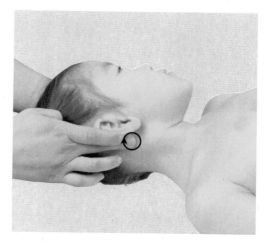

- **定位：** 两侧耳后入发际高骨下凹陷处。
- **操作方法：** 施术者用两拇指或中指端揉少儿的该穴，称揉耳后高骨。
- **时间：** 1~3 分钟。
- **主治功效：** 揉耳后高骨的主要作用是疏风解表，用于治疗感冒头痛，也可安神除烦，治神昏烦躁等症。

迎香

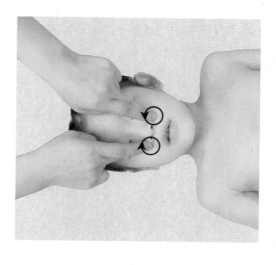

- **定位：** 两侧鼻翼外缘，鼻唇沟凹陷中。
- **操作方法：** 施术者用两手食、中二指指腹，或两中指指腹，或两食指指腹，按揉少儿的迎香穴。
- **时间：** 1~3 分钟。
- **主治功效：** 鼻为肺窍，迎香穴居鼻翼两侧，揉之可宣肺气、通鼻窍，主治鼻塞、流涕等。

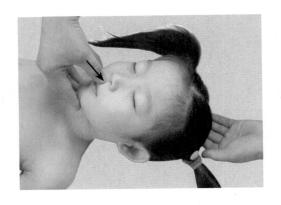

人中

- **定位：** 在人中沟上 1/3 与下 2/3 交界处。
- **操作方法：** 施术者用拇指甲掐少儿的该穴，称掐人中。
- **次数：** 掐 5 次，或掐至患者醒后即止。
- **主治功效：** 掐人中可醒神开窍，主要用于急救。若患者不省人事、窒息、惊厥或抽搐时，掐之有效。

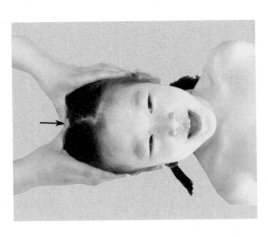

百会

- **定位：** 头顶正中线与两耳尖连线的交叉点。
- **操作方法：** 施术者用拇指按或揉少儿的该穴，分别称为按百会、揉百会。
- **次数、时间：** 按 30 次，揉 1~3 分钟。
- **主治功效：** 百会为诸阳之会，按揉百会可安神定惊，升阳举陷。用于治疗惊风、惊痫、烦躁、脱肛、遗尿等症。

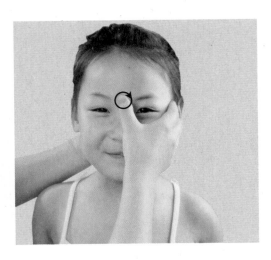

印堂

- **定位：** 前正中线上，两眉头连线的中点处。
- **操作方法：** 施术者用拇指端揉少儿的印堂。
- **次数：** 3~5 次。
- **主治功效：** 可安神定惊，明目通窍。主治少儿感冒、头痛、惊风、抽搐、近视、斜视、鼻塞等。

颈项部常用穴位

风池

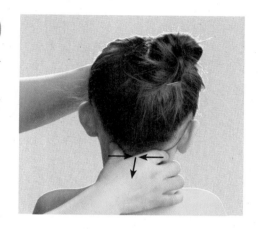

- **定位：** 两侧乳突后方，项后枕骨下大筋外侧凹陷中。
- **操作方法：** 施术者用拇指指腹与食指或中指指腹相对用力提拿少儿的该穴，称拿风池。
- **次数：** 5～10 次。
- **主治功效：** 拿风池可发汗解表、祛风散寒，多用于感冒头痛、发热无汗，或项背强痛等症。

天柱骨

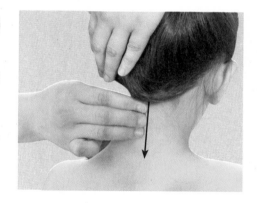

- **定位：** 自颈后发际正中至大椎穴成一直线。
- **操作方法：** 施术者用拇指或食、中、无名指指腹自上向下直推少儿的该穴，称推天柱骨。
- **次数：** 100～500 次。
- **主治功效：** 推天柱骨可降逆止呕、祛风清热，主要治疗呕吐、恶心，以及外感发热、项强等症。

桥弓

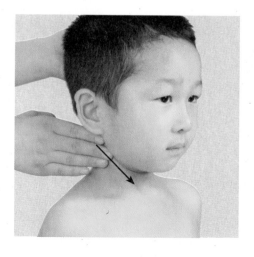

- **定位：** 自耳后翳风至缺盆成一斜线。
- **操作方法：** 施术者用拇指或食、中二指指腹自上向下推抹少儿的该穴，称抹桥弓；用拇、食、中三指拿捏该穴，称拿桥弓；或用三指指腹揉该穴，称揉桥弓。
- **次数、时间：** 抹 20 次，揉 1～3 分钟，拿 3～5 次。
- **主治功效：** 抹桥弓可行气活血，拿桥弓可软坚消肿，揉桥弓可舒筋通络，三法配合使用可调理少儿先天性肌性斜颈。

胸腹部常用穴位

天突

- **定位：** 胸骨上窝正中。
- **操作方法：** 施术者用中指端按揉少儿的天突穴。
- **次数：** 30～60 次。
- **主治功效：** 按揉天突穴可理气化痰，降逆平喘，止呕。

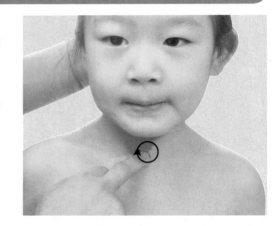

膻中

- **定位：** 两乳头连线的中点。
- **操作方法：** 施术者用拇指或用食指和中指指腹在少儿的膻中穴施行揉法，称揉膻中。
- **次数：** 50～100 次。
- **主治功效：** 膻中穴为八会穴中的气会穴，居胸部。推揉膻中穴可宽胸理气、止咳化痰，对各种原因引起的胸闷、吐逆、痰喘、咳嗽均有效。

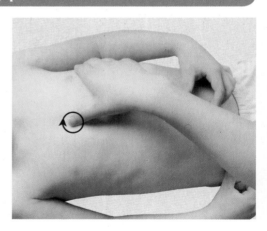

中脘

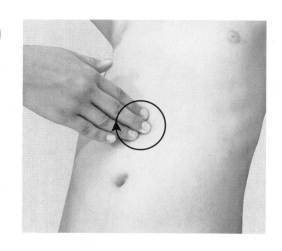

- **定位：** 肚脐上4寸，即剑突下至脐连线的中点。
- **操作方法：** 施术者用食、中、无名指三指指腹摩少儿的中脘。
- **时间：** 3~5分钟。
- **主治功效：** 摩中脘可健脾和胃、消食和中，临床常用于泄泻、呕吐、腹胀、腹痛等症。

腹

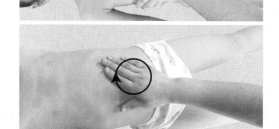

- **定位：** 腹部。
- **操作方法：** 施术者用两手拇指指腹沿少儿的肋弓边缘向两旁分推，称分推腹阴阳；用掌面或食、中、无名指指腹摩腹部，称摩腹。
- **次数、时间：** 分推200次，摩3~5分钟。
- **主治功效：** 摩腹、分推腹阴阳可健脾和胃、理气消食，对少儿腹泻、呕吐、恶心、便秘、腹胀、厌食等消化功能紊乱疗效较好。

神阙

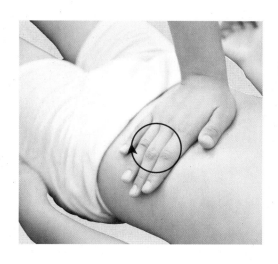

- **定位：** 肚脐正中。
- **操作方法：** 施术者用指腹或掌面摩少儿的神阙。
- **时间：** 5分钟。
- **主治功效：** 摩神阙可温阳散寒、补益气血、健脾和胃、消食导滞，多用于腹泻、便秘、腹痛、疳积等症。

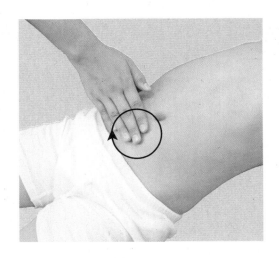

丹田

- **定位：** 小腹部，脐下 2～3 寸之间。
- **操作方法：** 施术者用食指、中指和无名指指腹或手掌摩少儿的丹田。
- **时间：** 5 分钟。
- **主治功效：** 摩丹田可培肾固本、温补下元、分清别浊，多用于先天不足，寒凝少腹所致腹痛、疝气、遗尿、脱肛等症。

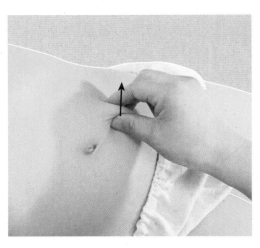

肚角

- **定位：** 脐旁 2 寸的大筋上。
- **操作方法：** 施术者用拇指和食、中二指指腹相对用力拿捏少儿的肚角。
- **次数：** 1～3 次。
- **主治功效：** 拿捏肚角是止腹痛的要法，对各种原因引起的腹痛均可应用，特别是对寒痛、伤食痛效果更好。

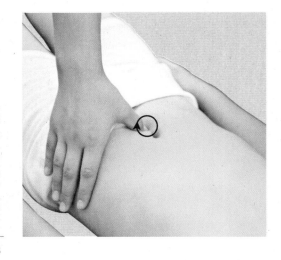

关元

- **定位：** 位于脐下 3 寸。
- **操作方法：** 施术者用拇指或中指指腹揉按少儿的关元穴。
- **时间：** 1～3 分钟。
- **主治功效：** 揉按关元可培肾固本、温补下元、健脑益智，用于体质虚弱而反复感冒、咳喘，或长期腹泻，也可调理尿频、遗尿等。

腰背部常用穴位

肩井

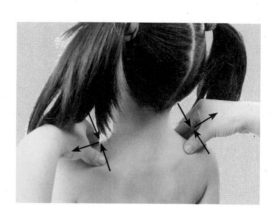

- **定位：** 在大椎穴与肩峰连线的中点处。
- **操作方法：** 施术者用拇指与食、中二指指腹相对用力提拿该穴，称拿肩井；用指端按该穴，称按肩井。
- **次数：** 5～7 次。
- **主治功效：** 按拿肩井可宣通气血，发汗解表。可治疗感冒、惊厥、头项痛等。

大椎

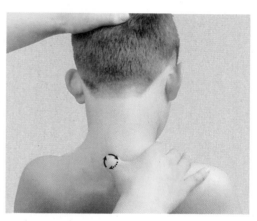

- **定位：** 后背正中线上，位于第 7 颈椎棘突与第 1 胸椎棘突之间的凹陷中。
- **操作方法：** 施术者用拇指指腹揉该穴，称揉大椎；以两手食、中指屈曲挤捏该穴，称挤捏大椎。
- **次数、时间：** 揉 1～3 分钟，挤捏 10 次。
- **主治功效：** 揉或挤捏大椎有清热解表的作用，主要用于感冒、发热、项强等病症。

肺俞

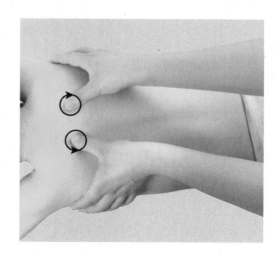

- **定位：** 第 3 胸椎棘突下，旁开 1.5 寸，左右各一穴。
- **操作方法：** 施术者用食、中二指指腹或两拇指指腹揉少儿的该穴，称揉肺俞；用两拇指指腹分别自少儿的肩胛骨内缘从上而下推动，称分推肺俞或分推肩胛骨。
- **时间、次数：** 揉 1～3 分钟，推 300 次。
- **主治功效：** 揉肺俞、分推肺俞可调肺气、补虚损、止咳嗽，多用于呼吸系统疾病。

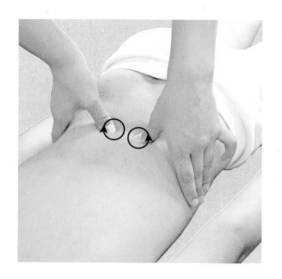

肾俞

- **定位：** 第2腰椎棘突下，旁开1.5寸处，左右各一穴。
- **操作方法：** 施术者用两拇指或食、中两指指腹揉该穴，称揉肾俞；用掌根或小鱼际擦该穴，称擦肾俞。
- **时间：** 揉1～3分钟，擦之令热。
- **主治功效：** 揉肾俞可滋阴壮阳、补益肾气，用于肾虚哮喘、腹泻，以及阴虚便秘；擦肾俞可温补肾阳，常用于肾元虚寒、命门火衰的病证。

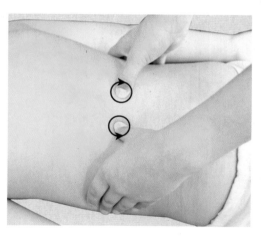

脾俞

- **定位：** 第11胸椎棘突下，旁开1.5寸，左右各一穴。
- **操作方法：** 施术者用拇指指腹按揉少儿的脾俞。
- **次数：** 10～30次。
- **主治功效：** 按揉脾俞可健脾胃、助运化、祛水湿，常用于治疗脾胃虚弱而致消化不良等症。

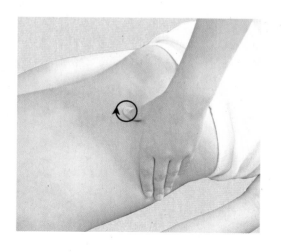

命门

- **定位：** 第2腰椎棘突下凹陷中。
- **操作方法：** 施术者用拇指指腹按揉少儿的命门。
- **次数：** 10～30次。
- **主治功效：** 可培补肾气，主治少儿遗尿、腹泻、哮喘、腰脊疼痛等。

脊柱

- **定位：**自大椎穴至长强穴成一直线。
- **操作方法：**施术者用食、中二指指腹由少儿的脊柱自上而下直推，称推脊；用捏法自下而上捏脊柱处的肌肤，称为捏脊；用拇指指端自上而下按揉脊柱骨，称按脊。
- **次数：**推100次，捏3～20遍，按3～5遍。
- **主治功效：**督脉贯脊入属脑，督率阳气，统摄真元。用推脊、按脊、捏脊法可调阴阳、理气血、和脏腑、通经络、培元气，具有强身健体的功效。

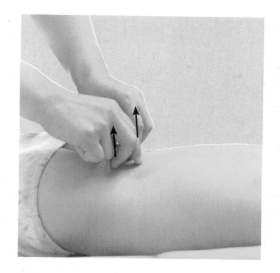

七节骨

- **定位：**自命门穴至长强穴成一直线。
- **操作方法：**施术者用拇指指腹或中指指腹自下向上或自上向下直推少儿的七节骨，分别称为上推七节骨（推上七节骨）或下推七节骨（推下七节骨）。
- **次数：**100～500次。
- **主治功效：**上推七节骨可温阳止泻，多用于虚寒腹泻、久痢；下推七节骨可泄热通便，多用于肠热便秘，或痢疾等症。

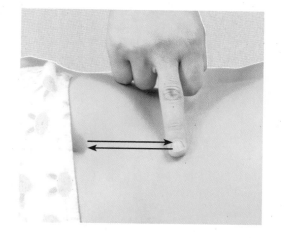

龟尾

- **定位：**尾椎骨末端。
- **操作方法：**施术者用拇指或中指端揉少儿的龟尾。
- **时间：**3～5分钟。
- **主治功效：**龟尾穴即督脉之长强穴，揉之可通调督脉之经气，调理大肠。穴性平和，可止泻，也可通便。

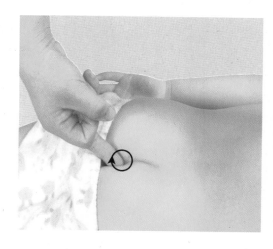

下肢部常用穴位

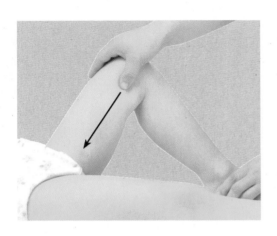

箕门

- **定位：** 大腿内侧，髌骨上缘至腹股沟成一直线。
- **操作方法：** 施术者用食指和中指指腹或拇指指腹着力，自少儿的髌骨内上缘直线推至腹股沟。
- **时间：** 3分钟。
- **主治功效：** 箕门性平和，有较好的利尿作用，主治少儿小便不利等。

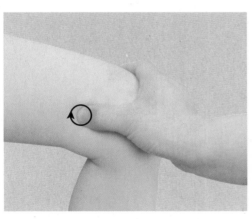

百虫

- **定位：** 距髌骨内上缘2.5寸处。又名百虫窝。
- **操作方法：** 施术者以拇指与食、中二指相对用力拿少儿的百虫穴，叫拿百虫；以拇指指腹按揉百虫穴，叫按揉百虫。
- **次数：** 拿百虫10次；按揉百虫30次。
- **功效主治：** 可疏经通络、镇惊止痉，主治孩子四肢抽搐、下肢疲软无力等。

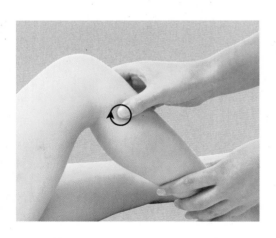

足三里

- **定位：** 外膝眼下3寸，胫骨前嵴外1横指处，左右腿各一穴。
- **操作方法：** 施术者用拇指指腹按揉少儿的足三里穴。
- **次数：** 30～50次。
- **功效主治：** 本穴属足阳明胃经，可健脾和胃、调中理气、导滞通络，多用于消化系统疾病，可调理腹胀、腹痛、泄泻等。

三阴交

- **定位：** 小腿内侧，当足内踝上 3 寸，胫骨内侧缘后方。
- **操作方法：** 施术者用拇指端按揉少儿的三阴交。
- **次数：** 100～200 次。
- **功效主治：** 可疏经活络，通调水道。主治少儿遗尿、小便不利、下肢无力、脾胃虚弱等病症。

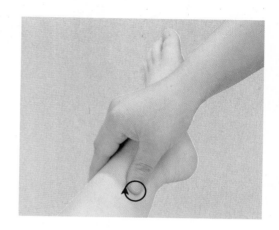

丰隆

- **定位：** 外踝上 8 寸，胫骨前缘外侧两横指处。
- **操作方法：** 施术者用拇指端按揉少儿的丰隆。
- **次数：** 30～50 次。
- **功效主治：** 可健脾和胃，化痰除湿。主治少儿腹胀、咳嗽、痰多、气喘等。

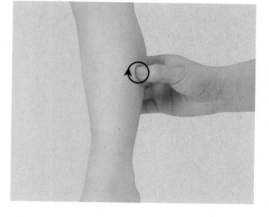

委中

- **定位：** 膝后腘横纹中点处。
- **操作方法：** 施术者用拇指指腹按揉少儿的委中。
- **次数：** 30～50 次。
- **功效主治：** 可疏经通络，清热，镇惊。主治少儿惊风、下肢痿痹等。

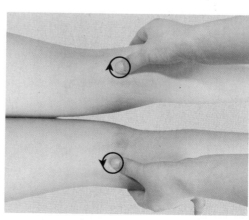

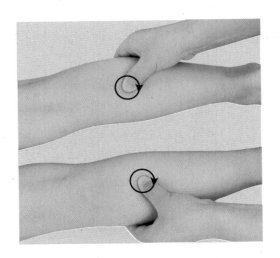

承山

- **定位：** 微微施力踮脚，小腿后侧肌肉浮起的尾端即为承山穴。
- **操作方法：** 少儿俯卧，屈腿，施术者用拇指按揉少儿的承山穴。
- **次数：** 30 次。
- **功效主治：** 按揉承山可以缓解少儿下肢抽搐、腿部疼痛等。

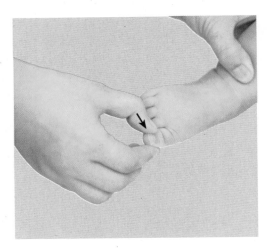

大敦

- **定位：** 足大趾末节外侧，距趾甲角 0.1 寸。
- **操作方法：** 施术者用拇指掐少儿的大敦穴。
- **次数：** 5～10 次。
- **功效主治：** 主要用于调理少儿惊风。

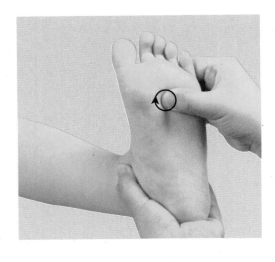

涌泉

- **定位：** 足心，第二、第三趾的趾缝纹头端与足跟连线的前 1/3 和后 2/3 的交点处，屈趾时足心的凹陷处。
- **操作方法：** 施术者用拇指指端按揉或推少儿的涌泉穴。
- **次数：** 50～100 次。
- **功效主治：** 可增精益髓，强筋壮骨。主治少儿发热、头痛、呕吐、腹泻等症。

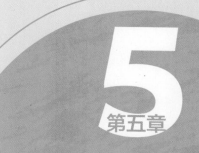

5

第五章

少儿保健和
居家调养推拿

强肺卫
增体质

强肺卫、增体质推拿法，就是通过少儿推拿手法，加强少儿卫外之气，固护肌表，抗御六淫之邪侵袭的养生保健调理方法。通过强肺卫、增体质的推拿疗法，可以明显增强少儿体质，纠正少儿体质偏颇，减少感冒的发生，避免因感冒所导致的并发病症。

推拿原理

少儿脏腑娇嫩，形气未充，五脏六腑的形和气皆不足，但其中又以肺、脾、肾三脏不足表现尤为突出。肺主一身之气，少儿生长发育对肺气的需求较成人更为迫切，少儿肺脏未充，主气功能未健，因此抗病能力弱，不能耐受风寒暑热之邪，易受外邪侵袭。肺宣发卫气，输精于皮毛，肺气不足则卫外之气亦虚，卫气虚则表不固，皮肤腠理开疏，稍有不慎，即可感冒。因此，少儿易感冒的调理原则为培补元气，固表和卫，补肺健脾，预防感冒。

- **推拿处方：** 开天门 48 次，分推坎宫 48 次，揉太阳 2 分钟，揉迎香 2 分钟，补肺经 300 次，揉板门 3 分钟，分推手阴阳 100 次，顺推手太阴肺经 2 遍，拿风池 24 次，拿肩井 8 次，捏脊 5 遍。

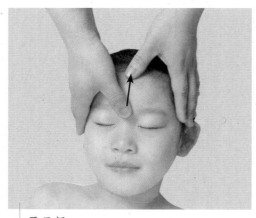

开天门

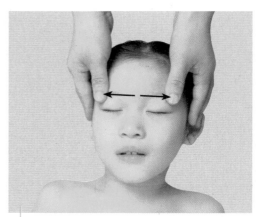

分推坎宫

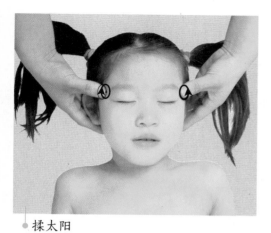
● 揉太阳

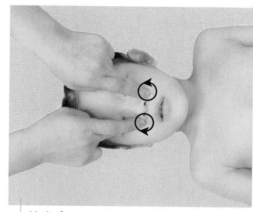
● 揉迎香

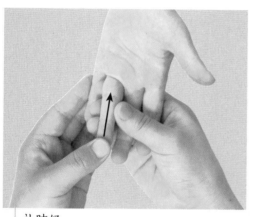
● 补肺经

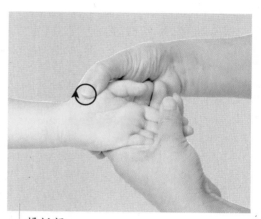
● 揉板门

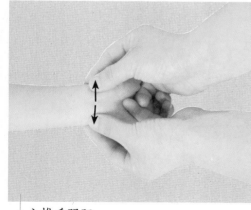
● 分推手阴阳

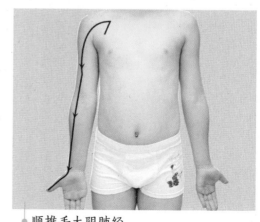
● 顺推手太阴肺经

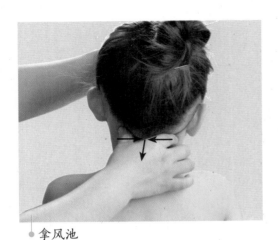

● 拿风池

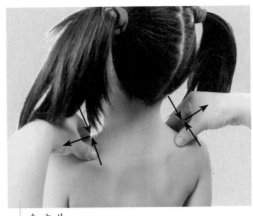

● 拿肩井

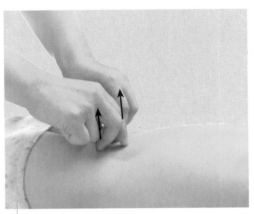

● 捏脊

方义　　开天门可疏风解表、调和阴阳，适用于一切外感病症；分推坎宫可疏风解表，调和阴阳与气血；揉太阳可调和左右之阴阳，清利头目，疏风解表；揉迎香可宣肺气，通鼻窍；补肺经、顺推手太阴肺经可补肺益气，增强肺的生理功能，防御外邪入侵；揉板门可健脾和胃，通上达下，除滞消食；风池为壮阳益气之穴，肺气不足者卫气宣发无力，肌表失于固护，防御功能低下，易被风邪等外邪侵袭，拿风池可益气发汗解表，祛风散寒；风邪侵犯人体易侵袭人体阳位，致项背强痛不适，拿肩井可宣通气血，疏风解表；分推手阴阳可调和脏腑阴阳平衡，调理气血；用捏脊法自下而上捏脊，可调阴阳、理气血、和脏腑、通经络，具有强身健体的功效。

健脾胃 增食欲

健脾胃、增食欲推拿法，就是通过少儿推拿手法加强少儿脾胃功能，调畅少儿气机，增强少儿食欲的养生保健调理方法。通过健脾胃、增食欲的推拿方法，可以起到增强脾胃运化的作用，明显增强少儿体质，纠正少儿饮食偏嗜，促进全身的气血运行。

推拿原理

气和血是构成人体的基本物质，是正常生命活动的基础。气、血的生成需要水谷精微的充分供给，而这又有赖于胃的受纳腐熟功能及脾的运化功能。本法可健脾胃，改善少儿的食欲，从而促进气血的生成，同时还可通过疏通经络来调畅气机，使少儿气血充盈流畅，体质强健。

- **推拿处方：**补脾经480次，揉板门3分钟，逆运内八卦240次，推四横纹300次，揉中脘3分钟，揉脐3分钟，摩腹3分钟，按揉足三里2分钟，推揉消食穴100次，揉脾俞2分钟，捏脊5遍。

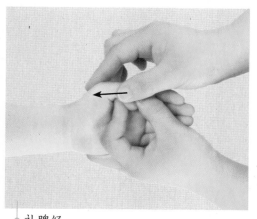

● 补脾经

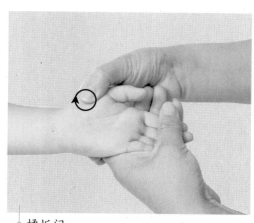

● 揉板门

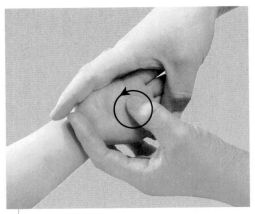

● 逆运内八卦

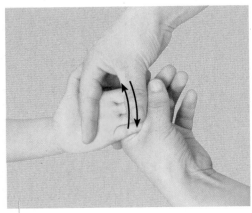

● 推四横纹

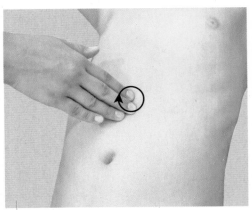

● 揉中脘

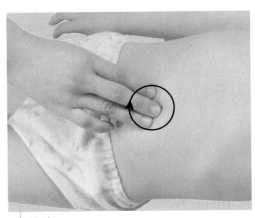

● 揉脐

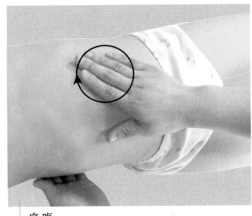

● 摩腹

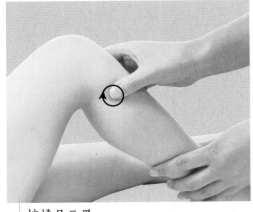

● 按揉足三里

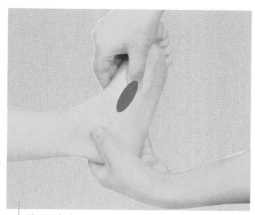

推揉消食穴

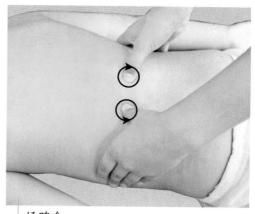

揉脾俞

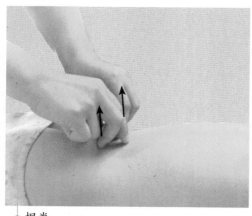

捏脊

生活护理

1 帮助少儿养成良好的睡眠习惯。

2 天凉时要给睡觉的少儿盖好被子，特别注意腹部的保暖。

3 要合理搭配膳食，例如，粗粮细粮搭配，荤素搭配等。

4 平时少给少儿吃肥肉、油炸食品、粽子等难消化的食物，夏季少让孩子喝冰镇饮料。

方义

脾胃为后天之本，气血生化之源。少儿脾常不足，补脾经可健脾和胃，助运化，增强少儿体质；揉板门可健脾和胃，通调气机，除滞消食；逆运内八卦可宽胸利膈，行滞消食，强健脾胃；推四横纹可调中行气，消食化滞；揉中脘可健脾和胃，通达上下气机，消食和中；揉脐可温补中气，补益气血，健脾和胃，消食导滞；摩腹、推揉消食穴可通调少儿三焦气机，健脾和胃，消食化滞；足三里为胃经合穴，也是人体强壮要穴之一，为补虚常用穴，按揉足三里有很好的补气养血的功效，还可健脾和胃，调畅气机；脾俞为脾之背腧穴，按揉脾俞可健脾和胃，助脾运化；用捏脊法自下而上捏脊可调阴阳、理气血、和脏腑、通经络，具有强身健体的功效。

补肾益智

补肾益智推拿法是运用推拿手法使少儿肾精充盈、肾气充盛，促进少儿生长发育，健脑益智的养生保健调理方法。通过补肾益智推拿法，可增强少儿体质，抵御外邪侵袭，开发少儿智力，促进少儿健康地生长发育。该法适用于早期智力开发，对出生后体质较差、记忆力较差、学习困难等少儿具有养生保健作用。

推拿原理

肾为先天之本，主藏精，内寓元阴元阳。少儿刚出生时，先天禀受的肾气未充，需赖后天脾胃运化水谷而不断充养，才能逐渐充盛。人的生长发育基于肾，生命活动赖于肾。肾是人体阴精之本，肾精充则化源足。肾又是生命力之本原，肾气旺则生命力强，精充气旺，阴阳相济，则生化无穷，机体强健。肾脏具有主蛰伏闭藏的特性，其病虚多实少，纵然有实邪存在，也是本虚标实，所以治肾病还是以多补少泻为宜。

补肾益智推拿法是通过推拿手法加强肾藏精的生理功能，促进肾精产生，使肾气充足。通过补肾填精，充骨生髓，达到养脑益智、增强少儿体质、防御外邪入侵的目的。

- **推拿处方：** 摩囟门3分钟，补肾经480次，揉二马3分钟，揉中脘3分钟，揉丹田3分钟，按揉三阴交2分钟，揉涌泉3分钟，旋推镇静穴120次，揉肾俞2分钟，擦腰骶部（以透热为度），捏脊5遍。

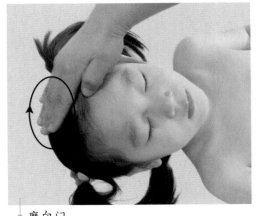

● 摩囟门

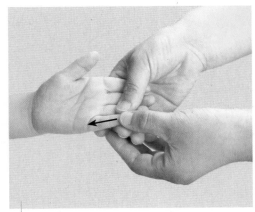

● 补肾经

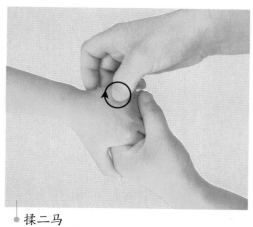

揉二马

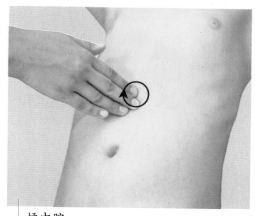

揉中脘

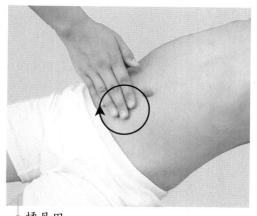

揉丹田

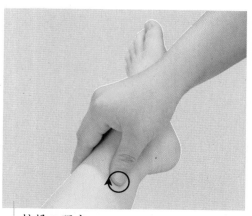

按揉三阴交

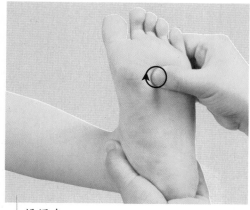

揉涌泉

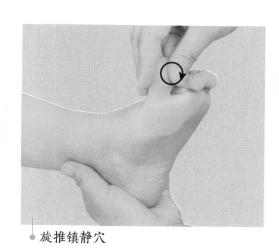

旋推镇静穴

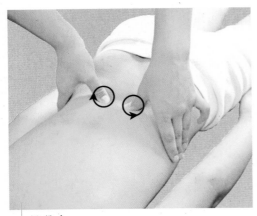

● 揉肾俞

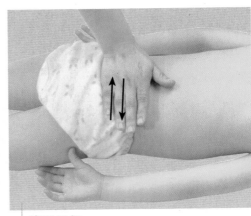

● 擦腰骶部

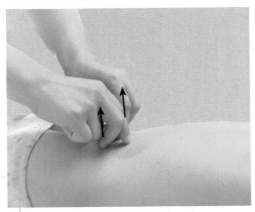

● 捏脊

方义　　摩囟门被广泛用于少儿保健推拿，与旋推镇静穴合用，可开发儿童智力；肾精的充盈与脑的发育关系密切，补肾经可补肾益脑，温养下元；二马为滋阴补肾要穴，适用于肝肾阴虚之证；揉中脘可健脾和胃，补中益气，通达上下气机；丹田为气之汇聚之处，揉丹田可健脾和中，温补下元，通调上下气机；三阴交为肝经、脾经、肾经三条阴经的交汇处，按揉三阴交可通血脉，活经络，疏下焦，除湿热，通调水道，亦能健脾胃，助运化；涌泉为肾经井穴，可补肾益精，引火归元，适用于烦躁不安、多动、夜啼、口舌生疮者，长期运用揉涌泉，可改善睡眠，增益智力；肾俞为肾气汇聚之处，长期揉肾俞可温补肾阳，养髓健脑，增益智力；擦腰骶部可温助元阳，补肾益智；自下而上捏脊可调阴阳、理气血、和脏腑、通经络、培元气。

养心安神

养心安神推拿法就是通过推拿手法调养心神，安神定志的养生保健调理方法。心藏神，为五脏六腑之主，主宰人的精神、意识、思维、情志等活动。养心安神推拿法可通过调养少儿的心神，使脏腑气血调和，从而达到阴阳平衡、神志安定的目的，适用于先天不足、神气怯弱、易受惊吓、夜眠不安、睡中惊惕等少儿的养生保健。

推拿原理

精、气、血、津液乃人体生命活动的物质基础，其充足与否直接影响少儿脏腑的生理功能和少儿的生长发育。养心安神推拿法可通过养心来协调五脏的气血，使全身气血充盈，同时通过疏通经络来促进气机的调畅，加强气生血、行血、摄血的功能，改善血液循环，使少儿的气血充盈而调畅，从而使其神志安宁。

● **推拿处方：**摩囟门 3 分钟，补脾经 480 次，补肾经 480 次，清肝经 360 次，运内劳宫 360 次，捣揉小天心 3 分钟，掐揉五指节 3 分钟，清天河水 240 次，旋推镇静穴 120 次。

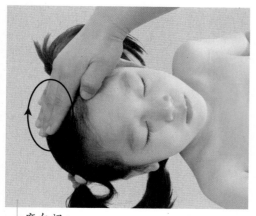

● 摩囟门

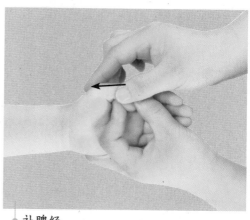

● 补脾经

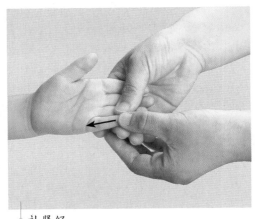

補腎經

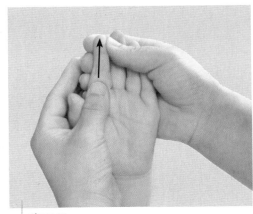

清肝經

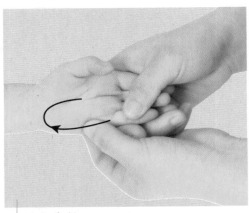

運內勞宮

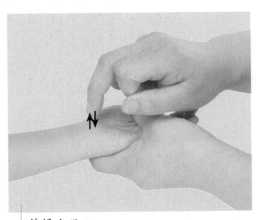

搗揉小天心

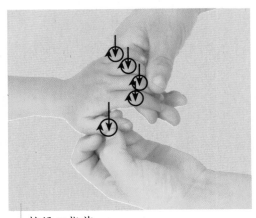

掐揉五指節

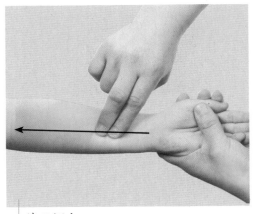

清天河水

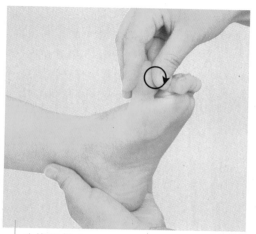

旋推镇静穴

方义　摩囟门可镇静安神，醒神开窍，广泛用于少儿保健推拿，用于儿童智力开发；补脾经可健脾和胃、调补气血，气血充足，少儿心神得到滋养，则心主血脉、主神志的功能才能正常；补肾经、旋推镇静穴有补肾益脑、养神定志的作用；清肝经可帮少儿疏通经络，调畅气机，息风镇惊；运内劳宫可清虚热，对治疗心、肾两经虚热最为适宜；小天心为镇惊要穴，心火上炎易下移小肠，捣小天心可镇惊安神，揉小天心可清心降火、利尿；少儿心神不宁多为实火扰心或痰湿蒙蔽心窍所致，掐揉五指节可安神定惊，化痰开窍；清天河水泻火而不伤阴，可清热除烦。

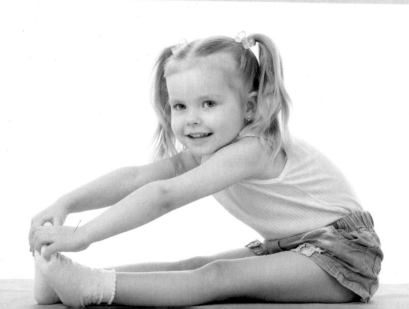

养生
保健

养生保健就是通过少儿推拿手法加强少儿卫外之气，固护肌表，健脾和胃，调养气血，养心安神，补肾益精，促进少儿阴阳协调的养生保健调理方法。养生保健推拿法可预防少儿亚健康状态和疾病，适用于0～14岁的少儿日常保健调理。

推拿原理

养生保健推拿有调整机体阴阳平衡的作用，是通过调理经络而起作用的。因为经络遍布全身，内属脏腑，外络肢节，沟通人体所有的脏腑、器官、孔窍、皮毛、筋肉等。推拿手法作用于体表局部，通过疏通经络来行气血、濡筋骨，并调理内脏及其他器官。

- **推拿处方：** 开天门48次，分推坎宫48次，补脾经480次，补肾经480次，揉板门3分钟，推三关240次，退六腑240次，摩腹3分钟，按揉足三里2分钟，拿风池24次。

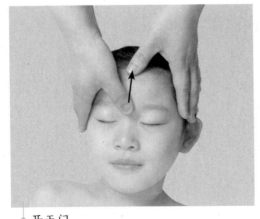

开天门

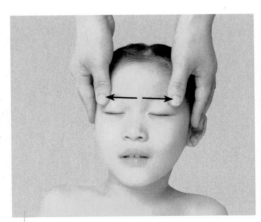

分推坎宫

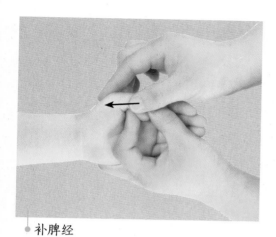

● 补脾经

● 补肾经

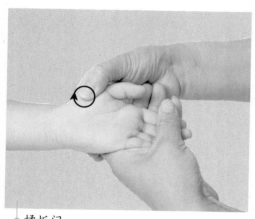

● 揉板门

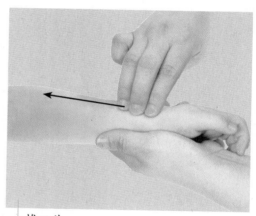

● 推三关

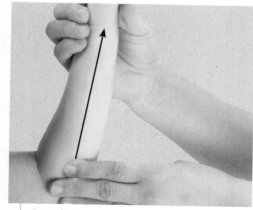

● 退六腑

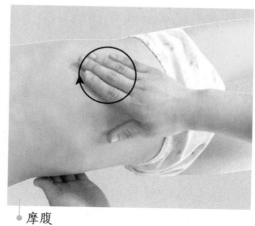

● 摩腹

第五章 少儿保健和居家调养推拿

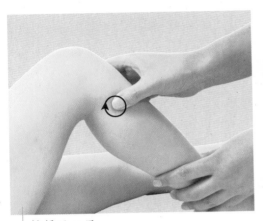
● 按揉足三里

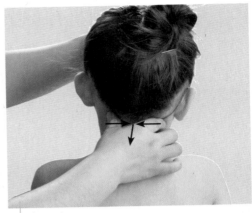
● 拿风池

方义

开天门可疏风解表，调和阴阳，增强少儿的适应性；分推坎宫可开通经络，调和人体的阴阳、气血，清利头目；少儿脾常不足，补脾经可健脾和胃，调补气血，改善少儿体质；肾精的充盈与脑力的发育关系密切，补肾经可补肾益脑，温养下元；揉板门可健脾和胃，通调气机，除滞消食；推三关可促进阳气生发，增强少儿的抵抗能力；退六腑可清热泻火，利下通便；摩腹可促进胃肠蠕动，调和气血，调畅气机，具有健脾和胃、理气消食的功效；足三里为胃经合穴，是保健要穴，常按揉足三里可健脾和胃，补益气血；风池穴为祛风要穴，对肺气不足，宣发卫气无力，肌表失于固护，防御功能低下，被风邪等外邪侵袭者，拿风池可发汗解表，祛风散寒。

预防护理

可以每天带着孩子到户外晒晒太阳，接受一些自然光照，这可使孩子阳气旺盛，又可促进孩子的免疫系统正常工作，让孩子长得结实。

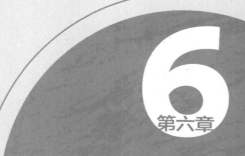

6

第六章

少儿亚健康
推拿调理

手足心热

手足心热是指家长感觉少儿手心和脚心的温度高于其身体其他部位的温度，或少儿自己感觉手心脚心发热，甚则手脚喜着冰凉之处，喜凉恶热。无其他明显症状，身体发育正常，排除结核病等疾病。

发生原因

1. 少儿乃纯阳之体，阴常不足，阳热易亢。阴虚则内热生，虚热内蒸则手足心热。

2. 少儿饮食不知自节，常为饮食所伤，食伤则脾失健运，食热与湿热内生，蒸腾于外，故见手足心热。

3. 少儿贪玩多动，多动则时常汗出过多，以致阴津耗伤，阴不制阳，阳热外蒸，则见手足心热。

- **调理原则：** 清热祛邪，调和阴阳。
- **推拿处方：** 掐揉小天心1～3分钟，分推手阴阳240次，清天河水240次，分推腹阴阳240次。

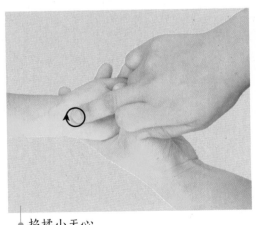

● 掐揉小天心

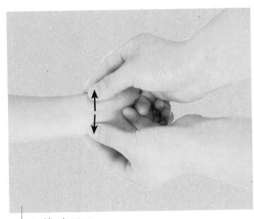

● 分推手阴阳

方义　　掐揉小天心、清天河水可清热祛邪，分推手阴阳、分推腹阴阳可调和阴阳、使阴阳平衡，全方共奏清热祛邪、调和阴阳之效。

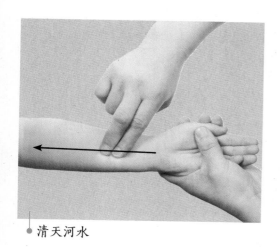

● 清天河水

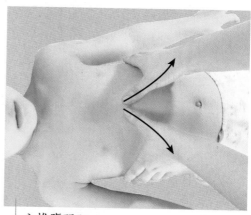

● 分推腹阴阳

● **对症加减：** 虚热者，加揉二马1～3分钟，揉涌泉1～3分钟。

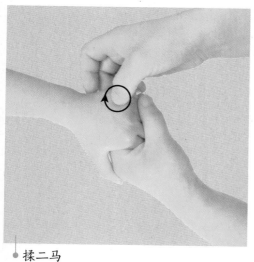

● 揉二马

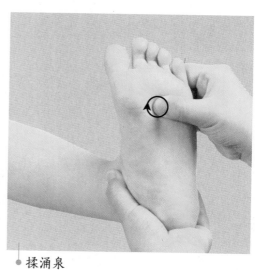

● 揉涌泉

> **方义**　虚热者，加揉二马、揉涌泉，可加强滋阴清热的功效，引火下行。

● **对症加减：**食积者，加清大肠1～3分钟，揉板门1～3分钟，运内八卦360次，揉中脘1～3分钟，推下七节骨360次。

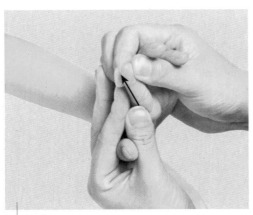
▶ 清大肠

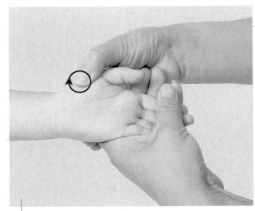
▶ 揉板门

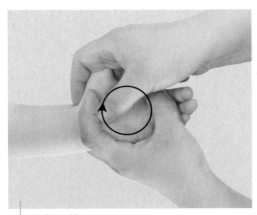
▶ 运内八卦

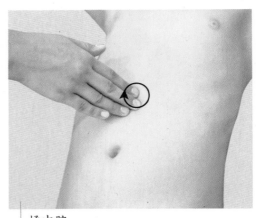
▶ 揉中脘

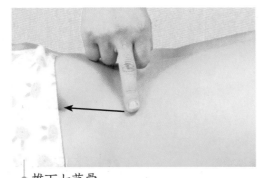
▶ 推下七节骨

方义　　食积者，加清大肠和推下七节骨，这两种手法合用可清大肠积热，消积导滞；揉板门和揉中脘两种手法合用可健脾和胃，消积导滞；运内八卦可理气利膈，除滞消食。

● **对症加减：** 汗多者，加揉肾顶1~3分钟，补肺经1~3分钟。

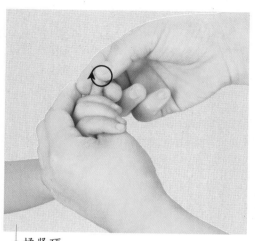

● 揉肾顶

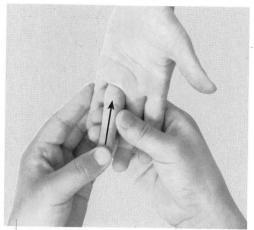

● 补肺经

方义　　　汗多者，加揉肾顶可滋阴补肾，滋补津液；补肺经可宣发卫气，敛阴止汗。

[预防护理]

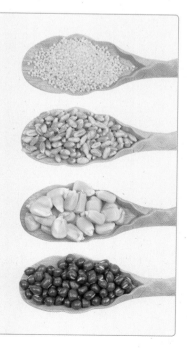

1 阴虚体质的少儿，易手足心热，口干咽燥，在炎热的夏季应注意避暑。

2 饮食应滋阴潜阳，宜清淡，远肥腻厚味、燥烈之品；可多吃些芝麻、糯米、蜂蜜、乳品、甘蔗、鱼类等清淡食物，而葱、姜、蒜、韭、薤、椒等辛味之品则应少吃。此外，出现手足心热、心烦、口干、失眠、盗汗等阴虚症状，可选用有滋阴清热、养心安神作用的食品，例如，粮食中的小米、大麦、小麦、玉米、赤小豆；蔬菜中的大白菜、冬瓜、黄瓜、紫菜；水果中的鸭梨、西瓜、莲子、大枣；肉类中的鸭肉、鲫鱼等。

3 提高机体卫外功能，增强肌体适应气候变化的能力，积极预防上呼吸道感染。

小便黄

小便黄是指少儿排出的尿液颜色呈深黄色，但没有任何的主观不适感觉，且排除了肝胆系统疾病、泌尿系统疾病，以及食用某些富含胡萝卜素的食物（如胡萝卜、南瓜等）和维生素 B_2 等而引起的尿黄。

发生原因

1. 少儿为纯阳之体，阴常不足，阳热易亢，阴津耗伤，心阴不足，虚火内生，移热于小肠以致小便发黄。

2. 过食辛热、温补之品，以致心火亢盛，心移热于小肠而致尿黄。

3. 中气不足，脾失健运，湿热内蕴，下迫膀胱，则尿色发黄。

4. 肝失条达，肝胆失和，横逆犯脾，脾失健运，湿热内生，下注膀胱而导致尿黄。

- **调理原则：** 利尿清热，调和阴阳。
- **推拿处方：** 清补脾经240次，清小肠240次，揉小天心240次，分推手阴阳120次，分推腹阴阳120次，推箕门200次，揉涌泉120次。

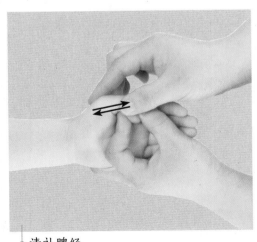

● 清补脾经

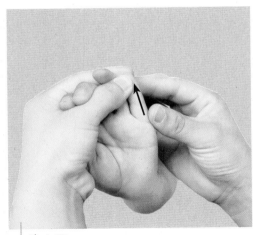

● 清小肠

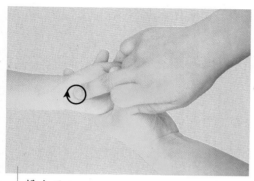

● 揉小天心

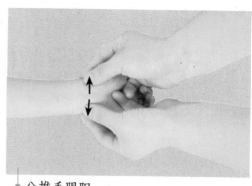

● 分推手阴阳

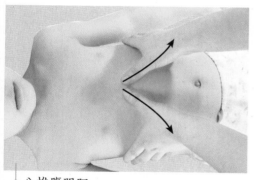

● 分推腹阴阳

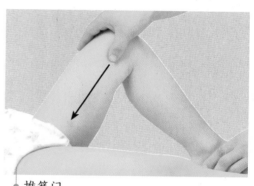

● 推箕门

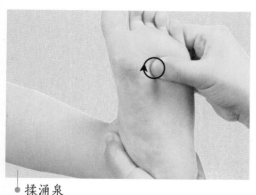

● 揉涌泉

预防护理

1 锻炼身体，增强体质。

2 可以适当多饮水，尤其汗出过多时应适当增加饮水量。

3 增加水果、蔬菜，以及其他有利尿、通便作用的食物的摄入。

4 帮助少儿养成良好的卫生习惯，避免各种感染。

方义 　　清补脾经、清小肠、揉小天心，可清热利湿、利尿降火；分推手阴阳、分推腹阴阳、推箕门、揉涌泉，可调和阴阳、引热下行。全方共建清热利湿、调和阴阳、引热下行之功。

口臭

口臭是指少儿口腔中有难闻的酸腐臭味。但应排除口腔内疾病（如龋齿、牙周炎等），上呼吸道感染伴有口腔感染，胃部疾病，肝胆系统疾病，泌尿系统疾病。

发生原因

1. 少儿属稚阴稚阳之体，生长发育迅速，常表现为脾常不足的特点，再加上少儿不知饮食自节，过食生冷肥甘，或者家长喂养不当，使少儿营养过剩，饮食积滞，从而损伤脾胃，食积日久不消而生湿热，导致口臭。

2. 有些家长生怕孩子着凉，给孩子穿衣过厚，导致少儿湿热内蕴，脾失健运，胃火内炽，而致口臭。

- **调理原则：** 消食导滞，健脾和胃，通腑泄热。
- **推拿处方：** 清补脾经 300 次，调大肠 100 次，揉板门 300 次，推四横纹 100 次，运内八卦 240 次，推中脘 120 次，按揉足三里 1～3 分钟，推揉消食穴 1～3 分钟。

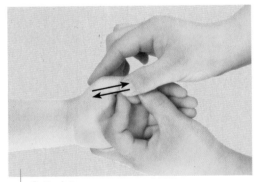

● 清补脾经

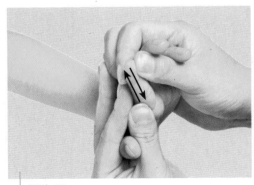

● 调大肠

预防护理

1 保持精神愉快，情绪稳定，避免烦闷、忧虑、恼怒。

2 少吃香燥辛辣之品，纠正偏食和吃零食的习惯。

3 应多吃水果、蔬菜和粗粮。

4 要多饮水，养成饭后漱口、刷牙的良好习惯。

5 发生口臭时不宜乱用泻药。

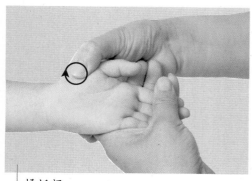

揉板门

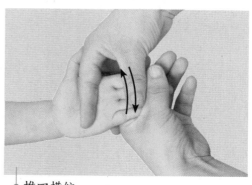

推四横纹

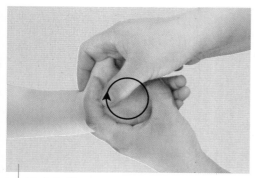

运内八卦

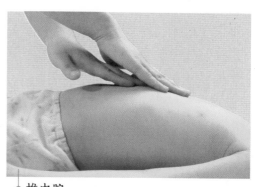

推中脘

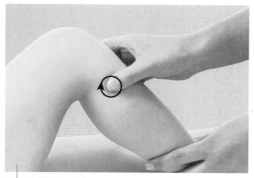

按揉足三里

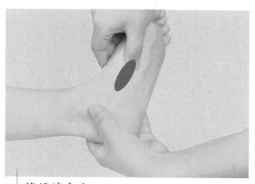

推揉消食穴

方义 　　清补脾经、按揉足三里，可健脾和胃；调大肠、推中脘，可通腑泄热；揉板门、推四横纹、运内八卦、推揉消食穴可消食导滞。全方共奏通腑降浊之效。

易感冒

易感冒是指少儿体质虚弱，卫表不固，易患感冒的一种亚健康状态。少儿往往抗病能力弱，不能耐受风寒暑热之邪，易受外邪侵入，稍有不慎，即可感冒。

发生原因

1.先天不足，后天失养：父母孕育时体质虚弱，使胎气不足；少儿饮食不当，偏食或厌食。

2.病后气血亏虚，未能及时调理或调理不当。

- **调理原则：** 健脾益气，扶助正气，固表强卫。
- **推拿处方：** 头面四大手法（即开天门、推坎宫、揉太阳、揉耳后高骨，见第156、157页图示）各48次，补脾经300次，清补肺经200次，揉外劳宫1分钟，推三关300次，擦风池200次，揉大椎2分钟，捏脊3~5遍，按揉足三里1~3分钟。

预防护理

1 平时多食用具有健脾益气作用的食物，如小米、山药、香菇、鸡肉等。

2 流感季节，用生姜、蒲公英煮水给少儿泡脚，可预防感冒。取生姜、蒲公英各60克洗净，放进锅中，加适量水煎汤，汤温时泡脚。每次泡30分钟，每日2~3次，连续3天。

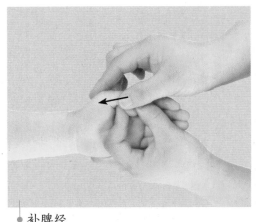

● 补脾经

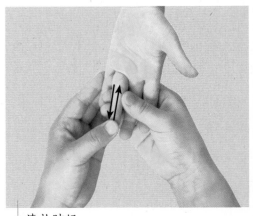

● 清补肺经

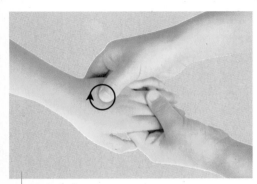

● 揉外劳宫

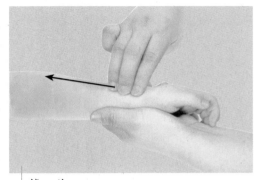

● 推三关

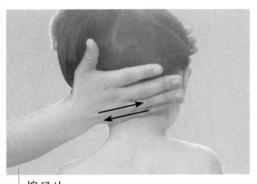

● 擦风池

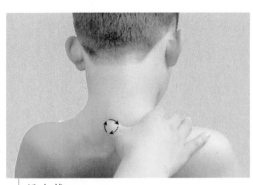

● 揉大椎

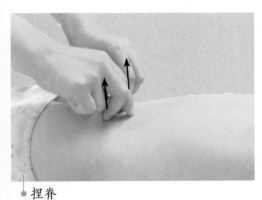

● 捏脊

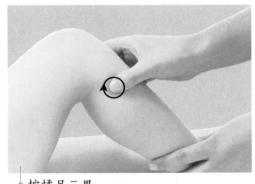

● 按揉足三里

方义	补脾经、推三关、清补肺经，可健脾益气，补肺固表；按揉足三里、捏脊，可扶助正气；擦风池、揉大椎、揉外劳宫，可固表强卫。全方共奏扶正固表之效。

易疲劳

易疲劳是指少儿在低于正常活动量或正常学习量的情况下容易出现疲劳的症状，表现为精神不振、体乏无力、活动量减少等，无其他明显症状，身体发育正常，并排除结核病、慢性肝炎、营养不良、贫血、维生素 B_1 缺乏、肾脏疾病、心血管系统疾病等。

发生原因

1.少儿脏腑娇嫩，形气未充，以肺、脾、肾三脏不足较为突出。少儿出生以后肺、脾、肾三脏成而未全，全而未壮，肺脏娇嫩易感受外邪，损伤正气；脾常不足则运化力弱，气血生化不足而致四肢肌肉乏力；肾虚常表现为精髓不足，体软乏力。

2.少儿睡眠环境以安静为佳，年龄越小，睡眠时间越长。睡眠环境不好，睡眠时间不充足，可致少儿生活或学习易疲劳。

- **调理原则：** 健脾益气，补肝肾，强筋骨。
- **推拿处方：** 补脾经 100 次，补肾经 100 次，神阙静振法 15 分钟，按揉足三里 1～3 分钟，揉阳陵泉 1～3 分钟，揉太溪 1～3 分钟，揉涌泉 1～3 分钟，捏脊 3～5 遍。

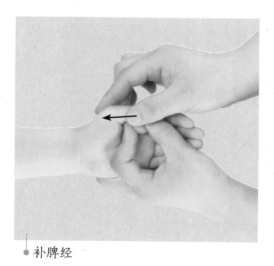

▶ 补脾经

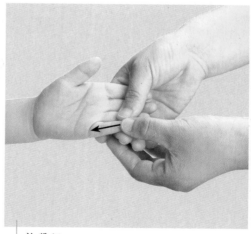

▶ 补肾经

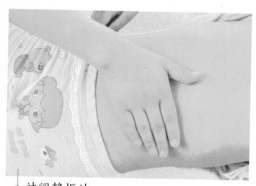

神阙静振法

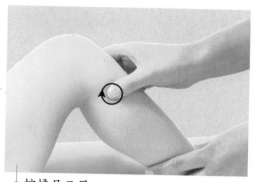

按揉足三里

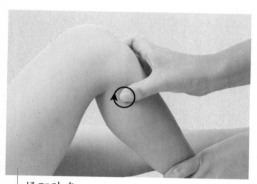

揉阳陵泉

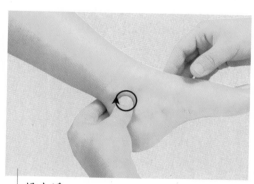

揉太溪

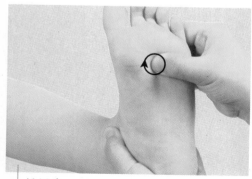

揉涌泉

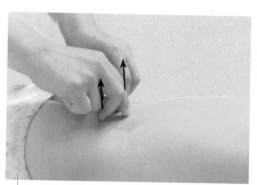

捏脊

方义 　补脾经、补肾经、揉太溪、揉涌泉，可健脾益肾、强身健体；神阙静振法可调畅气机，补益气血；揉阳陵泉可强筋骨；按揉足三里可扶助正气，健脾胃；捏脊法（自下而上）可调阴阳、理气血、和脏腑、通经络、培元气。

肥胖症倾向

肥胖症倾向以体重超标部分超过标准体重（理想体重）的 10%，但不到 20% 为特征，这是人体内脂肪积聚过多的一种表现。当人体进食的热量多于消耗的热量，多余的就转化为脂肪储存于体内，使体重增加。

发生原因

1. 外感湿邪，湿邪入里内蕴于脾，复因脾虚，湿自内生，内湿外湿结合，化为痰浊，壅于肌体。

2. 饮食不节，恣食肥甘厚味，肥甘损伤脾气，脾弱胃强，胃强则消谷善饥，饮食过多，脾虚则内湿不运，日久则湿浊外壅。

3. 先天禀赋不足，后天失于调养，脾肾两虚，水湿不运，内停化痰，壅滞于中，或因先天遗传的影响，父母肥胖者其子女多有肥胖症的倾向。

4. 素体阴虚，加上热病后耗伤阴津，致肝阴不足，肝失所养，则肝阳上亢，肝火上炎，灼津为痰，壅于肌肤。

- **调理原则：** 健脾益气，温阳化湿，消导利水，除湿化痰。
- **推拿处方：** 补脾经 300 次，补肾经 100 次，运内八卦 50 次，推三关 100 次，揉脾俞 3~5 分钟，按揉足三里 3~5 钟，揉丰隆 1~3 分钟，按揉三阴交 1~3 分钟。

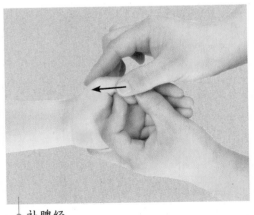
● 补脾经

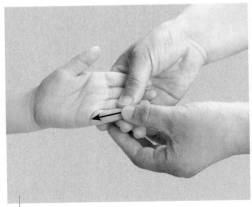
● 补肾经

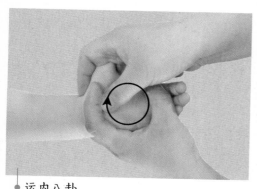

● 运内八卦

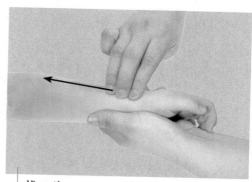

● 推三关

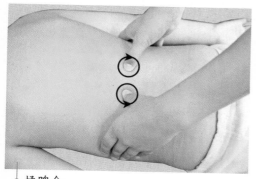

● 揉脾俞

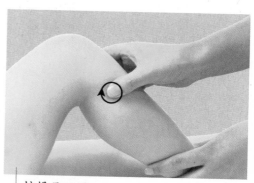

● 按揉足三里

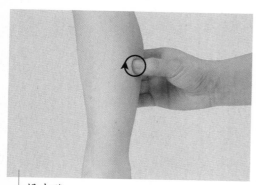

● 揉丰隆

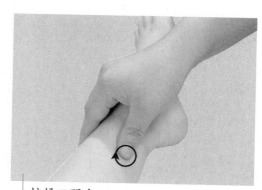

● 按揉三阴交

<table>
<tr><td>方义</td><td>补脾经可以健脾益气，调理脾湿积聚引起的肥胖；补肾经可强筋壮骨；揉丰隆、按揉三阴交可帮助少儿排出体内的痰湿；运内八卦可顺气化痰、平衡阴阳；推三关可使少儿气血充沛；揉脾俞可健脾益胃、帮助消化；按揉足三里可健脾和胃，调理孩子因营养过剩造成的肥胖。</td></tr>
</table>

营养不良倾向

少儿营养不良倾向是指少儿摄入营养不足，形体偏瘦，体重低于标准体重的部分为标准体重的10%～20%。一般体检情况无明显的异常，各项检测指标接近正常值，不影响免疫力和创伤愈合，仅表现为体力下降，并可伴有某些维生素和矿物质缺乏的表现。

发生原因

先天禀赋不足，肾脏亏虚；后天失于调养，脾胃虚弱，吸收消化不良，或饮食结构不合理，品种单调，不能激发少儿的食欲。

- **调理原则：** 滋补肾精，健脾和胃。
- **推拿处方：** 补脾经300次，补肾经100次，揉板门5分钟，运内八卦50次，揉中脘5分钟，神阙静振法15分钟，按揉足三里3—5分钟，揉脾俞3—5分钟，捏脊3—5遍。

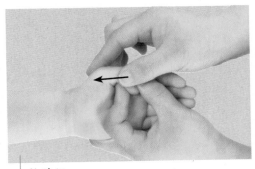

补脾经

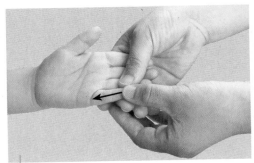

补肾经

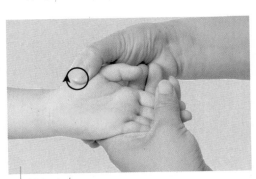

揉板门

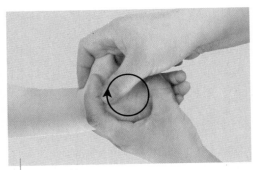

运内八卦

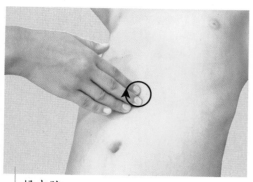

揉中脘

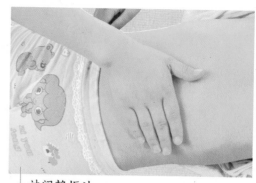

神阙静振法

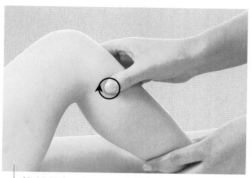

按揉足三里

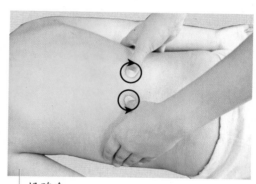

揉脾俞

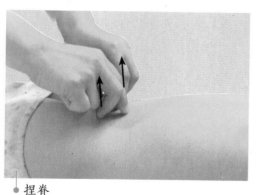

捏脊

1 根据营养不良倾向少儿的消化功能，以及对食物的耐受能力等，合理安排饮食。不宜操之过急，宜由少到多，由流质到稀稠再到固体食物，不宜强迫，以免导致少儿厌食或呕吐。

2 改善膳食，早餐吃好，中餐吃饱，晚餐略少。戒除偏食、挑食、吃零食的习惯。

方义　补脾经可以健脾益胃，促进消化吸收；补肾经可以补养先天，益肾强身；揉板门可健脾和胃，理气消食；运内八卦可顺气化痰、平衡阴阳；揉中脘、足三里可以健脾和胃，消食止胀；揉脾俞可健脾和胃，帮助消化；捏脊法、神阙静振法可调阴阳、理气血、和脏腑、通经络、培元气。

夜眠不安

新生儿每天需要睡眠20小时，1周岁时仍要13~14小时。足够的睡眠是少儿健康的重要保证。夜眠不安是指少儿经常夜间入睡后易醒，时哭时止，或睡眠不实，醒后常可再入睡，或时睡时醒，但白天能安静睡眠的一种亚健康状态，持续时间在两周以上。

发生原因

1.睡眠环境不良或突然改变。初生儿由羊水包裹的胎内环境转化为襁褓中的胎外环境，因其脏腑幼嫩，阴阳二气稚弱，调节及适应能力差，故而夜眠不安，或迁居异处，睡眠环境突然改变也可以导致夜眠不安。

2.先天禀赋不足，后天喂养或调护失宜，脏气失和。由于先天禀赋不足，后天调护不当，而致脾寒、心热，或脾虚伤食，或心肾两虚，阳浮于上，皆可导致夜眠不安。

- **调理原则：** 安神定志，平衡阴阳。
- **推拿处方：** 摩百会2分钟，掐揉小天心1~2分钟，分推手阴阳240次，分推腹阴阳240次，按揉足三里1~2分钟，旋推镇静穴240次，捏脊5~7遍。

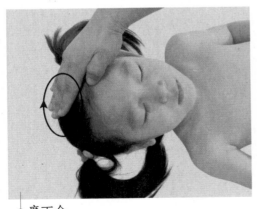
● 摩百会

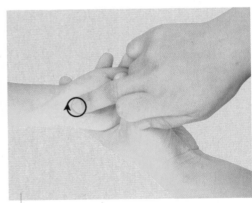
● 掐揉小天心

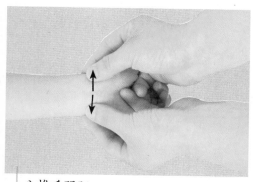

分推手阴阳

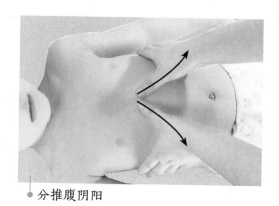

分推腹阴阳

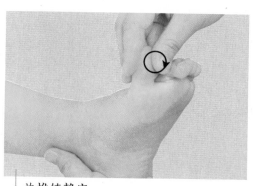

按揉足三里

旋推镇静穴

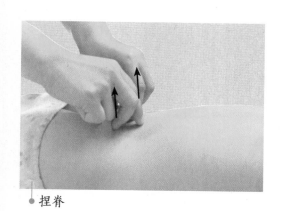

捏脊

方义 　掐揉小天心、摩百会、旋推镇静穴，可安神定志；分推手阴阳、分推腹阴阳、按揉足三里、捏脊，可平衡阴阳、调和脏腑。全方共建安神志、调阴阳、和脏腑、助睡眠之功。

高血压倾向

父母均患有高血压病的少儿将来患高血压病的概率明显增加，加之少儿的饮食习惯受父母的影响而常常高脂高盐饮食，另有体育运动减少、学习紧张、升学压力大等因素，均可使少儿处于高血压倾向的亚健康状态。

发生原因

1. 遗传因素。少儿的父母或其近亲多患有高血压病或已接受抗高血压药物治疗。

2. 饮食因素。少儿平素喜食肥甘厚味，如油炸食物、烧烤食物，以及含脂肪和糖量高的糕点、奶油等，以致湿浊内生，蕴久化热，灼津生痰，日久则痰浊阻塞脉络，上扰清窍，则致高血压倾向。

3. 情志因素。少儿精神紧张，肝气郁结，日久郁而化火，耗伤肝阴，阴不敛阳；肝火日久也可灼伤肾阴，导致肝肾阴虚，肝阳偏亢，上扰头目，亦可有高血压倾向。

- **调理原则：** 调节情志，疏肝健脾，滋肝补肾，育阴潜阳。
- **推拿处方：** 补脾经 300 次，补肾经 300 次，清肝经 200 次，按揉涌泉 1～3 分钟，按揉丰隆 3～5 分钟，按揉三阴交 3～5 分钟，按揉风池 3～5 分钟。

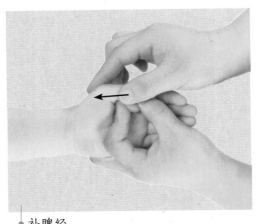

● 补脾经

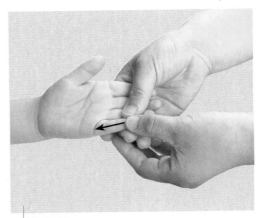

● 补肾经

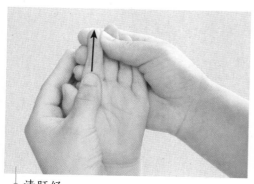

清肝经

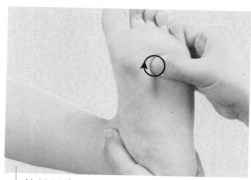

按揉涌泉

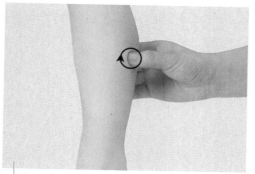

按揉丰隆

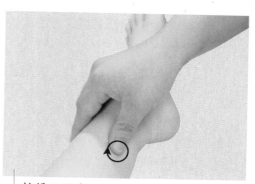

按揉三阴交

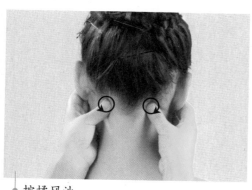

按揉风池

方义　　补脾经、补肾经，可以强健少儿脾肾；清肝经可以清泻肝火，防肝阳上亢；按揉涌泉穴可温通血脉，引热下行，调和阴阳，使血压趋于正常；按揉丰隆穴可祛湿化痰、通经活络，可治疗高血压所致的头痛、眩晕等症；按揉三阴交穴，可疏通经络、行气活血；风池穴可发汗解表，宣通气血。

高脂血症倾向

少儿高脂血症倾向是指由于遗传因素、饮食因素等，使少儿容易发生血脂增高的一种亚健康状态。

发生原因

1. 遗传因素：由基因缺陷所致的血脂异常多具有家族聚集性，通常称为家族性高脂血症。

2. 饮食因素：嗜食肥甘厚味、油炸食品。

3. 生活因素：少儿平时不喜欢体育运动，喜静恶动，体重指数偏高。

● **调理原则：** 平衡阴阳，调理气血。

● **推拿处方：** 清脾经 300 次，分推手阴阳 30～50 次，揉中脘 3～5 分钟，按揉足三里 3～5 分钟，按揉三阴交 3～5 分钟，按揉涌泉 3～5 分钟，揉肺俞 1～3 分钟。

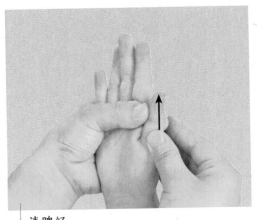

● 清脾经

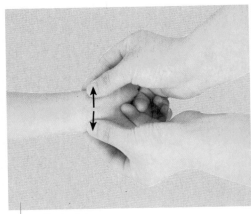

● 分推手阴阳

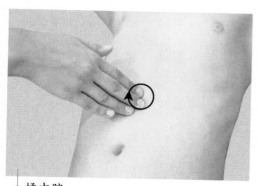

揉中脘

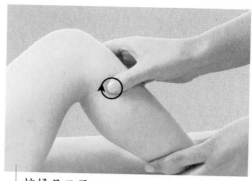

按揉足三里

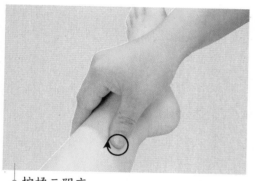

按揉三阴交

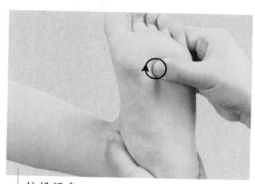

按揉涌泉

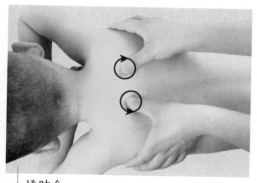

揉肺俞

预防护理

1 定期到医院抽血化验血脂等相关指标。

2 限制食物总热量的摄入，保持正常体重。

方义 　清脾经可以健脾消脂；分推手阴阳可调阴阳、散瘀结；揉中脘穴可以健脾化痰除湿；按揉足三里、三阴交穴有增强脾胃运化，使气机畅通的功效；揉涌泉有补肾、调节血脂的功效；揉肺俞穴有理气宽胸、活血通脉的功效，可调节血脂异常。

糖尿病倾向

随着人们生活水平的提高及生活方式的改变，我国糖尿病的患病率正在逐渐上升。糖尿病的病因与遗传因素、环境因素密切相关。少儿糖尿病倾向是指父母患有糖尿病，或生长在有糖尿病高患病率家庭中，或抗胰岛细胞自身抗体阳性者的少儿，具有以后发生糖尿病的高度危险性。

发生原因

1.遗传因素：父母患有糖尿病，则孩子患糖尿病的倾向明显。

2.生活因素：精神紧张，课业负担重，思想压力大，睡眠时间不足，体力活动减少，身体偏胖。

3.饮食因素：经常摄取高盐、高脂肪食物，或喜欢进食含有高糖的零食。

● **调理原则：** 益气健脾，疏肝理气，滋补肝肾，平衡阴阳。

● **推拿处方：** 补脾经 300 次，补肾经 300 次，补肺经 300 次，清天河水 100 次，按揉足三里 1～3 分钟，按揉脾俞 1～3 分钟，按揉肾俞 1～3 分钟。

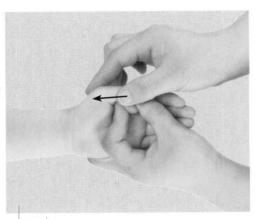

▶ 补脾经

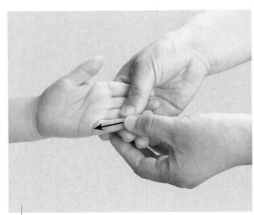

▶ 补肾经

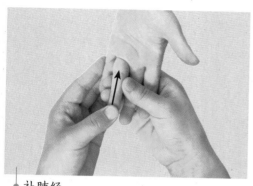
补肺经

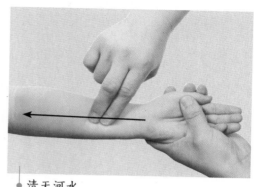
清天河水

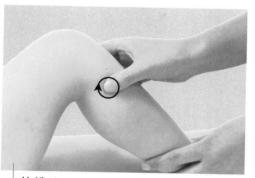
按揉足三里

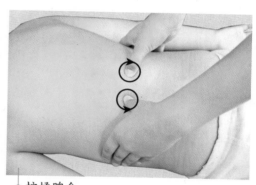
按揉脾俞

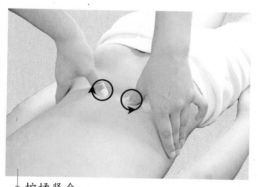
按揉肾俞

预防护理

1 定期抽静脉血化验血糖和糖化血红蛋白，特别是餐后 2 小时血糖。定期检测胰岛功能。

2 合理膳食，防止发胖。坚持三餐定时定量，早餐吃好，中餐吃饱，晚餐吃少，少吃快餐。

方义 　补脾经可益气健脾；补肾经可滋补肝肾；补肺经可补益肺气；清天河水可清热泻火、除烦；按揉脾俞、足三里可以帮助脾恢复正常的功能；按揉肾俞穴可强壮肾气，增强肾功能，调节血糖。

动脉粥样硬化倾向

少儿动脉粥样硬化倾向是指由于遗传因素、饮食因素等使少儿容易发生脂质沉积、细胞变性、纤维增生等变化，导致动脉血管弹性轻度减弱的亚健康状态。

发生原因

1.遗传因素：有动脉粥样硬化家族史；有高脂血症、糖尿病、高血压及肥胖症家族史。

2.饮食因素：饮食结构不科学，过食肥甘厚味、辛辣之品。

3.生活因素：学习压力大，精神紧张，平时缺少劳动和体育运动。

- **调理原则：**健脾和胃，疏肝解郁。
- **推拿处方：**补脾经 300 次，补肾经 300 次，按揉中脘 3～5 分钟，按揉足三里 3 分钟，按揉三阴交 3～5 分钟，按揉脾俞 3～5 分钟。

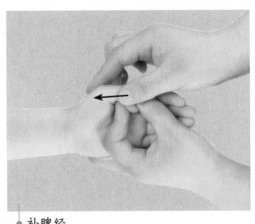

● 补脾经

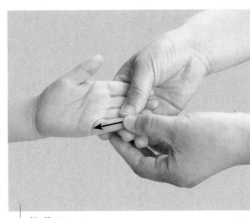

● 补肾经

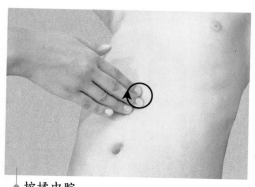

● 按揉中脘

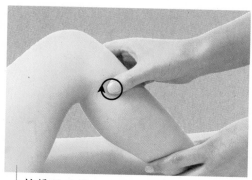

● 按揉足三里

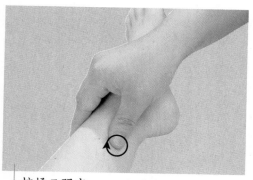

● 按揉三阴交

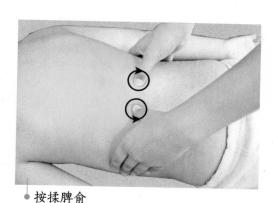

● 按揉脾俞

┤ 预防护理 ├

1 减少脂肪的摄取量，少吃煎炸食物，以及胆固醇含量高的食物，如虾、蟹、猪肝、猪肾、蛋黄等。

2 多食粗粮、新鲜水果及蔬菜。

3 保持良好的心情。

方义　　补脾经、按揉脾俞可以强健脾胃功能，畅通气血；补肾经可以强肝肾，促进肾的功能；按揉中脘有补气养血、畅通气血的功效；按揉足三里具有通调心脉、活血化瘀的功能，可以起到预防动脉粥样硬化的作用；按揉三阴交有调理气血的功效，可减轻动脉血管硬化，改善供血。

儿童自闭症

儿童自闭症，又名儿童孤独症，是发病于婴幼儿时期的广泛性发育障碍的一种亚型，以社会交往障碍、言语障碍、活动内容和兴趣的局限及刻板重复的行为方式为基本特征。多数患儿伴有不同程度的智力发育落后。

发生原因

中医认为儿童自闭症的病因为先天胎禀不足，肝肾亏损，以及后天失养，气血虚弱所致。

● **调理原则：** 开窍醒脑，醒神启闭，形神同调。
● **推拿处方：** 摩振百会、四神聪 3 分钟，开天门 48 次，分推坎宫 48 次，揉太阳 1～3 分钟，揉小天心 1～3 分钟，神阙静振法 15 分钟，旋推镇静穴 240 次，捏脊 10 遍。

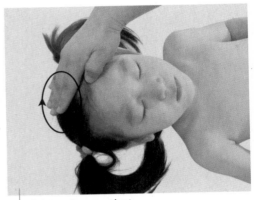

● 摩振百会、四神聪

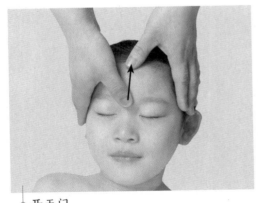

● 开天门

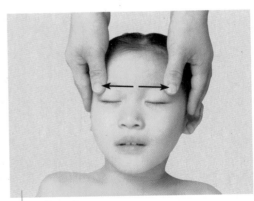

● 分推坎宫

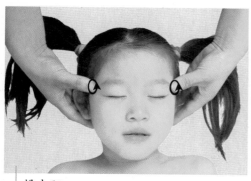

揉太阳

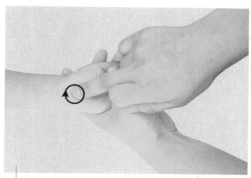

揉小天心

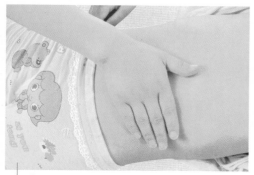

神阙静振法

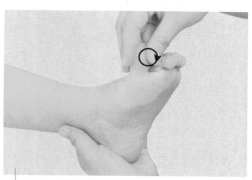

旋推镇静穴

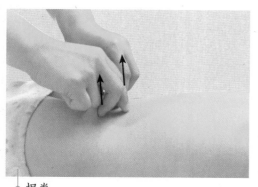

捏脊

预防护理

1 因患儿在语言、认知、交往、生活自理等方面存在很多缺陷，所以必须加强教育训练，以促进上述能力的发展，尤其强调个别化教育训练，即根据患儿的具体情况进行训练。

2 该类患儿常存在较多不适应行为，如严重偏食、自伤等，需选择合理的行为矫正方法，加强行为方面的矫正。

方义　开天门、分推坎宫、揉太阳，可醒神开窍；摩振百会、四神聪、揉小天心，可健脑益智、开心窍；捏脊，可扶正气、调脏腑、益脑；神阙静振法、旋推镇静穴，可增髓健脑、益智育神。全方可醒神开窍、健脑益智，共奏补精育神、形神同治之效。

上课注意力不集中

上课注意力不集中是指少儿难以较长时间地把注意力集中于听课、思考、做作业等与课程有关的事情上，易冲动、易分心、没耐心，追求瞬间满足，缺乏观察能力。

发生原因

1. 心理压力过大，高度紧张和焦虑。

2. 对所学科目的目的和意义认识不足。

3. 易受环境干扰，或家长的教养方式不当。

4. 少儿上课注意力不集中，较为普遍的原因可能是对某些学科不感兴趣，甚至厌倦这门学科，或不喜欢这门课的老师。

5. 睡眠不足，大脑得不到充分休息而出现注意力涣散的情况。

6. 营养不良，如偏食、挑食等。

- **调理原则：** 滋阴补肾，宁心安神，醒脑开窍。
- **推拿处方：** 摩百会 3 分钟，补肾经 300 次，揉二马 3 分钟，按揉三阴交 2 分钟，按揉涌泉 2 分钟，旋推镇静穴 240 次，按揉肾俞 2 分钟。

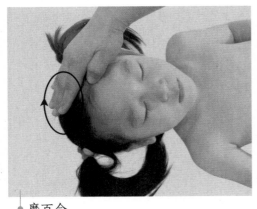

● 摩百会

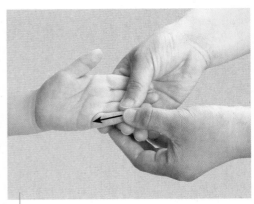

● 补肾经

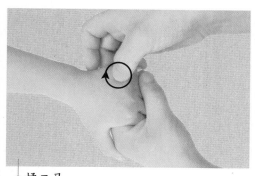

● 揉二马

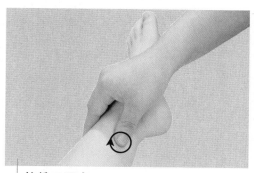

● 按揉三阴交

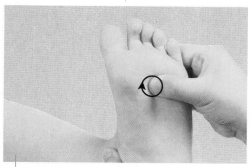

● 按揉涌泉

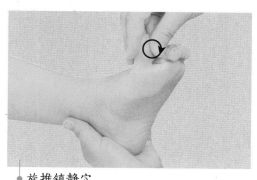

● 旋推镇静穴

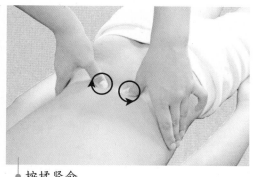

● 按揉肾俞

┤ 预防护理 ├

　　处理好学习与休息的关系，排除内心及外界的干扰，学会自我减压，养成良好的睡眠习惯。

方义　　摩百会、旋推镇静穴被广泛用于少儿保健推拿，用于儿童智力开发；肾精的充盈与脑力的发育关系密切，补肾经可补肾益脑，温养下元；二马为滋阴补肾的要穴，适用于肝肾阴虚之证；三阴交为肝、脾、肾三条阴经的交汇处，按揉三阴交可通血脉，活经络，疏下焦，除湿热，通调水道，亦可健脾胃，助运化；涌泉为肾经井穴，可补肾益精，引火归元，适用于烦躁不安、多动、夜啼、口舌生疮者，长期运用，可增进睡眠，增益智力；肾俞为肾气汇聚之处，长期按揉肾俞可温补肾阳，养髓健脑，增益智力。

语言发

育迟缓

语言发育迟缓是指发育中的儿童的语言理解和表达能力明显落后于相应年龄所应达到的标准，是儿童常见的语言障碍之一。主要包括接受性语言障碍和表达性语言障碍两类，不包括由听力障碍而引起的语言发育延迟及构音障碍等其他语言障碍类型。

发生原因

1. 严重的营养不良或者慢性消耗性疾病，会影响孩子语言中枢的正常发育。

2. 生活环境较单一，或长期受到忽视，缺乏锻炼和教育机会也会导致孩子语言发育缓慢。

3. 父母中有人比较内向，孩子缺少语言刺激。

4. 家中房间数量较多，孩子单独住一个房间，听到父母的对话较少，与父母的交流沟通少。

1 要随时随地有耐心地与孩子说话；话题尽量与孩子的生活经验或兴趣相结合；尽量与孩子谈生活中、身边能见到的事情。

2 最好每天有固定的时间训练孩子说话；尽量保持轻松的气氛，以免孩子太紧张；每次时间不一定很长，但应每天都坚持。

- **调理原则：** 补养心神，益精填髓。
- **推拿处方：** 摩囟门 3 分钟，补肾经 300 次，补脾经 300 次，捣揉小天心 1～3 分钟，神阙静振法 15 分钟，按揉足三里 2 分钟，按揉三阴交 1～3 分钟，按揉肾俞 2 分钟。

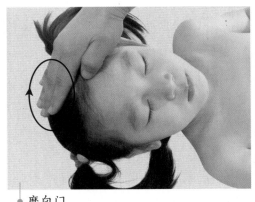

● 摩囟门

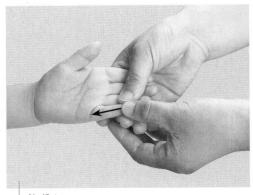

● 补肾经

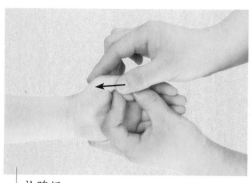

● 补脾经

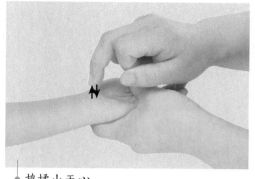

● 捣揉小天心

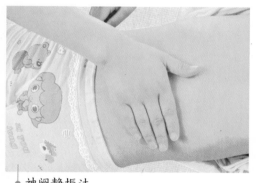

● 神阙静振法

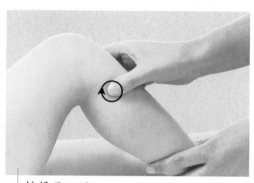

● 按揉足三里

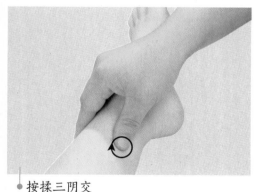

● 按揉三阴交

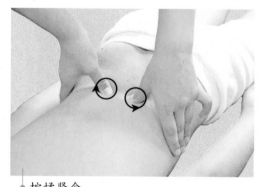

● 按揉肾俞

方义　摩囟门可促进少儿智力开发；补肾经可以益精填髓，增强语言功能；神阙静振法、补脾经可呵护少儿先后天之本；捣揉小天心有清心、镇惊之功，长于疏通经络，使热不扰其神，痰瘀不阻滞经络，不蒙蔽清窍，则语言障碍康复才有保障；按揉足三里可脾肺双补，益气化浊，攻补兼施，增强体质；按揉三阴交可健脾胃、助运化；按揉肾俞可滋阴降火。

口吃

口吃又称结巴，是一种语言节律和流畅性异常的言语障碍。主要表现为说话时不自主地发音重复、延长或停顿，通常发生于儿童期。

发生原因

1. "人有五脏化五气，以生喜怒悲忧恐"，肝主疏泄，性喜条达，若情志失调，五脏失和，则气机不畅，肝郁气滞而言语不畅；父母要求过严，使少儿精神紧张，或少儿突然受到精神刺激，使其肝气郁结，日久化火而耗伤肝阴，阴不敛阳，表现为易怒，急躁，说话急迫，口唇颤抖。

2. 少儿心神怯弱，外感内伤，致心神失养，引起口吃。

- **调理原则：** 疏肝理气，清热泻火，镇惊安神。
- **推拿处方：** 按揉廉泉 1～3 分钟，掐承浆 10～30 次，按揉翳风 3～5 分钟，按揉列缺 1～3 分钟，清肝经 100 次，清心经 100 次，按揉肾俞 3 分钟。

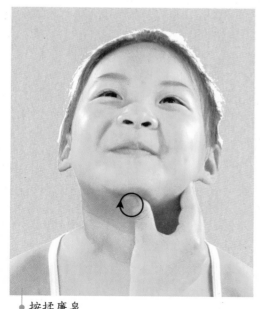

● 按揉廉泉

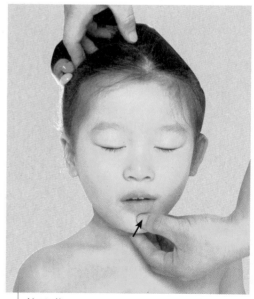

● 掐承浆

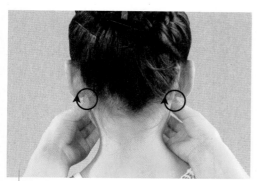

● 按揉翳风

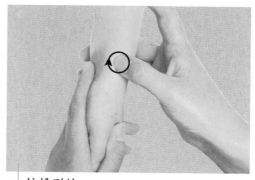

● 按揉列缺

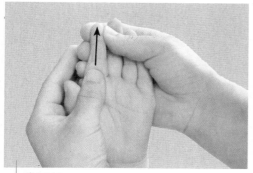

● 清肝经

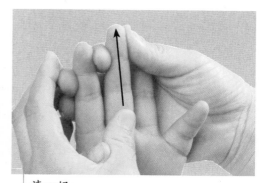

● 清心经

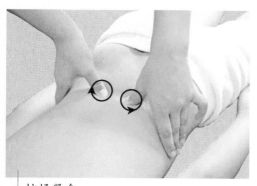

● 按揉肾俞

[预防护理]

1 孩子受到惊吓，或遭到斥责、嘲笑、惩罚而出现对恐惧、焦虑的外在反应性口吃，一般这种口吃几天后就会消失。但应尽量避免上述情况。

2 对口吃的孩子，家长的关心尤其重要。千万不要责怪孩子，要帮孩子培养战胜口吃的勇气和信心。

方义 按揉廉泉对孩子口吃、咽炎等有调理作用；掐承浆可镇惊安神，主治孩子口吃；按揉翳风对调治孩子口吃、面瘫等效果显著；按揉列缺可疏风通络，对孩子口吃有良好的调理作用；清肝经可疏肝理气、清热泻火；清心经可清泻心火、镇惊安神；按揉肾俞可补肾，培护先天。

假性近视

假性近视又称调节性近视或功能性近视，其临床表现为视远物模糊，视力低于正常值（5分制正常值为5.0，小数制正常值为1.0），经休息调理或使用麻痹剂松弛调节后，视力达到正常值者。应排除眼部器质性病变和药物影响造成的近视。

发生原因

中医学认为假性近视多因先天禀赋不足，后天发育不良，劳心伤神，使心、脾、肝、肾不足，脏腑功能失调，以致目系失养，功能减退，这是其发生发展之本；不注意用眼卫生，过度用眼，目系劳损，经络气血涩滞，目失所养，则是其发生发展之标。

- **调理原则：** 补养气血，通经明目。
- **推拿处方：** 按揉睛明1分钟，开天门48次，揉太阳1分钟，拿风池300次，推天柱骨100次，按揉光明2分钟。

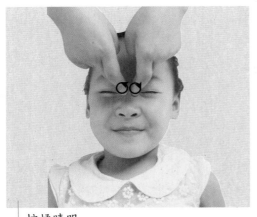

● **按揉睛明**

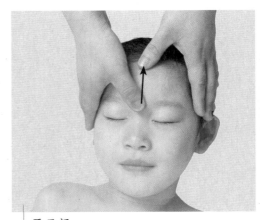

● **开天门**

方义　按揉睛明、开天门、揉太阳合用可清肝明目，通络活血，滋养肝目；拿风池、推天柱骨合用可明目聪耳；按揉光明可清肝明目。

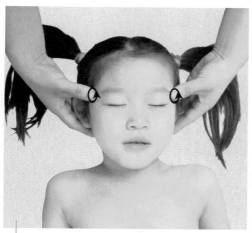

揉太阳

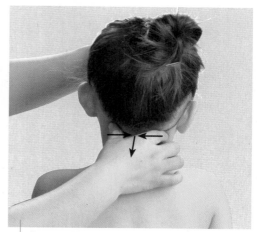

拿风池

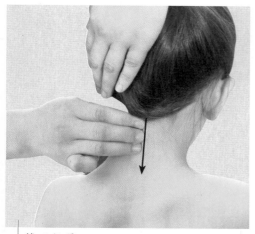

推天柱骨

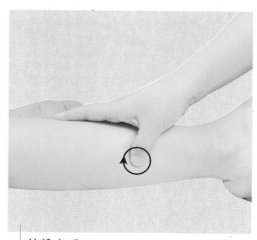

按揉光明

┃ 预防护理 ┃

1 必须从小培养少儿良好的用眼习惯。培养少儿正确的写字、读书姿势，不要趴在桌子上或扭着身体读书、写字。

2 写字、读书时要有适当的、明亮的光线；常进行户外活动、晒太阳可预防近视。

3 看电视时要注意电视机的高度应与视线相平。

4 注意补充钙、硒、铬、锌等营养素，常吃蛋、鱼、鸡肉、大豆、蘑菇、芦笋、麦芽、苹果、坚果等，可预防近视。

儿童学习困难

指儿童智力水平正常或接近正常，但在听、说、读、写、推理，以及计算能力的获得和应用方面存在障碍，理解抽象概念、记忆学习材料等存在困难。

发生原因

1. 父母平素体质欠佳，肾气不足，或母亲妊娠期间调摄失宜，因此孩子先天不足，髓海失充，后天脾常不足，心神失养，神机不敏。

2. 孩子出生后缺血缺氧，或因外伤致瘀血停积，阻滞脉络，致心神失养，脑髓不充；或脾虚水湿内停，凝聚为痰，阻于心窍，则神机不灵。

3. 父母喂养不当，使孩子过饥或过饱，或孩子偏食零食，或过食肥甘厚味；损伤脾胃，脾失健运，气血生化乏源，使心失所养；孩子学习负担过重，思虑伤心脾，致心脾气虚，记忆力下降；因家庭因素或社会因素，教育不当，使儿童心理受到伤害，影响心脑健康发育。

- **调理原则：** 健脾益智，滋肾养心。
- **推拿处方：** 摩百会 3 分钟，开天门 100 次，分推坎宫 100 次，补脾经 200 次，补肾经 200 次，揉肾顶 2 分钟，按揉足三里 1 分钟，按揉三阴交 1 分钟，旋推镇静穴 360 次，按揉脾俞 1 分钟，按揉肾俞 1 分钟。

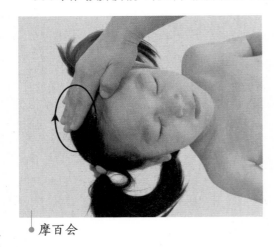

●摩百会

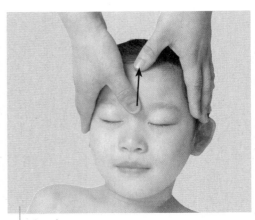

●开天门

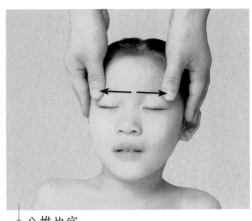

● 分推坎宫

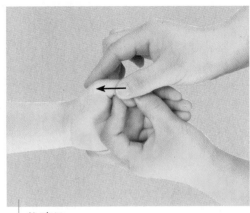

● 补脾经

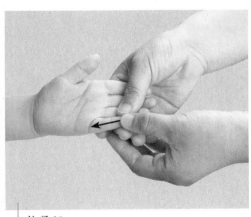

● 补肾经

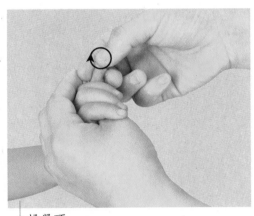

● 揉肾顶

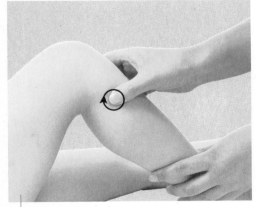

● 按揉足三里

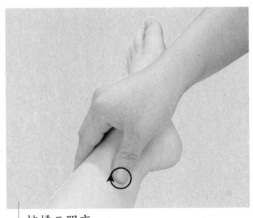

● 按揉三阴交

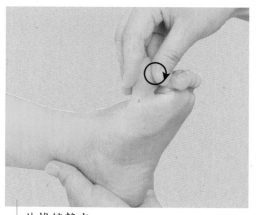

● 旋推镇静穴

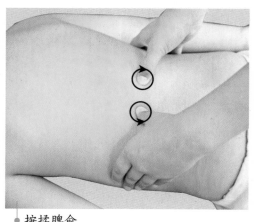

● 按揉脾俞

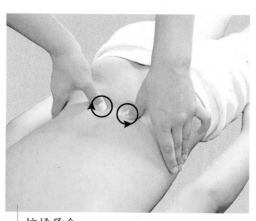

● 按揉肾俞

方义

　　摩百会、旋推镇静穴有健脑益智的功效；开天门可提神醒脑、安神镇惊；分推坎宫可开窍醒神；补脾经、按揉脾俞可养护心脾，增强记忆力；补肾经、按揉肾俞可补肾益脑，强身健体；揉肾顶可补充阳气，健脑益智；按揉足三里可强健脾胃，促进气血生化；按揉三阴交可健脾胃、助运化，调补肝肾。

┤ 预防护理 ├

1 平时可适当多吃点有健脑益智作用的食品，例如，核桃仁、桂圆、荔枝、桑葚、大枣、莲子、芡实、黑芝麻等。

2 音乐疗法：多听轻松优美的古典乐曲。

3 以矫正缺陷、提高学业水平为目的，针对主要的缺陷进行矫治训练，包括知觉、语言、阅读理解、计算能力等方面的特殊训练。

少儿常见病症
推拿治疗

感冒

感冒，又称伤风，是少儿时期最常见的外感性疾病，临床以发热、恶寒、头身不适、鼻塞、流涕、咳嗽、打喷嚏等为特征。感冒一年四季均可发病，以冬春多见，尤其是当季节变换、温差太大时更易发生。少儿感冒的特点为易于夹痰、夹食滞、夹惊。

病因病机

少儿脏腑娇嫩，肺气未充，易感受外邪，外邪以风邪为主，常兼夹寒、热、暑、湿、燥等。感冒的病变部位在肺，外邪经皮肤或口鼻侵犯肺卫。肺主呼吸，司腠理，开窍于鼻。腠理开合失司，卫阳被遏，故见头痛身痛、恶寒发热。肺开窍于鼻，肺失清肃，则见鼻塞流涕、打喷嚏、咳嗽、咽喉红肿等。风邪常兼夹寒、热、暑、湿等病邪为患，常见风寒证、风热证，以及风邪兼夹暑湿困阻中焦之证。另外，少儿先天禀赋不足，或久病肺脾气虚、营卫不和，或肺阴不足，易反复感冒，称为虚体感冒。

风寒感冒

- **临床表现：** 恶寒，发热，无汗或汗出不畅，头痛，鼻塞，流清涕，打喷嚏，咳嗽喉痒，咳痰清稀，舌质淡，苔薄白，脉浮紧，指纹浮红。
- **调理原则：** 祛风散寒，宣肺解表。
- **推拿处方：** 开天门40次，分推坎宫40次，揉太阳2分钟，揉耳后高骨2分钟，推三关200次，掐揉二扇门2分钟，揉一窝风1分钟，拿风池3次，拿肩井3次。

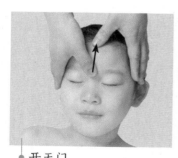
● 开天门

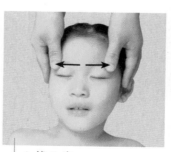
● 分推坎宫

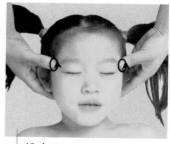
● 揉太阳

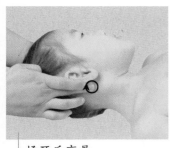
● 揉耳后高骨

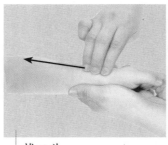
● 推三关

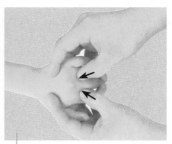
● 掐揉二扇门

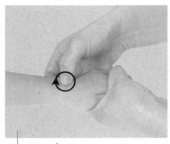
● 揉一窝风

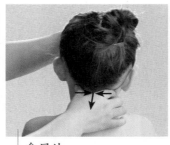
● 拿风池

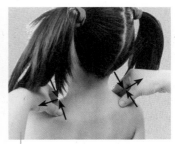
● 拿肩井

方义　开天门、分推坎宫、揉太阳、揉耳后高骨可疏风解表，止头痛；推三关、掐揉二扇门、拿风池、拿肩井、揉一窝风，可以疏风散寒，发汗解表。全方可疏风散寒，解表证。

风热感冒

- **临床表现：** 发热重，恶风，有汗而热不退，或无汗，头痛，鼻塞，流脓涕，打喷嚏，咳嗽，痰黄黏，咽红或肿，口干而渴，舌质红，苔薄白或黄，脉浮数，指纹浮紫。
- **调理原则：** 疏风解表，清热。
- **推拿处方：** 开天门48次，分推坎宫48次，运太阳48次，清肺经100次，揉小天心1分钟，清天河水100次，退六腑30次。

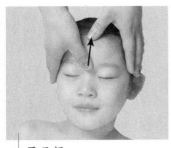
● 开天门

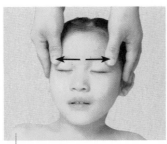
● 分推坎宫

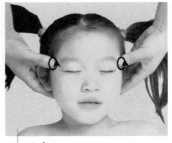
● 运太阳

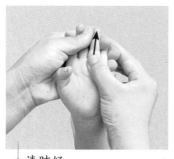

● 清肺经

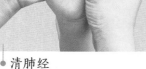

● 揉小天心

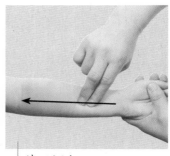

● 清天河水

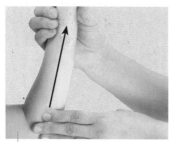

● 退六腑

方义 　　方中开天门、分推坎宫、运太阳共解表邪；揉小天心，可清热邪；清天河水，可清热解表；若热势高，清肺经、退六腑可清肺热，顺气止咳。

感冒夹痰

● **临床表现：** 感冒症状明显，咳嗽较剧，咳声重浊，喉中痰鸣，苔滑腻，脉浮数而滑。
● **调理原则：** 解表，祛风热，兼宽胸理气化痰。
● **推拿处方：** 清肺经200次，揉膻中2分钟，揉肺俞2分钟。

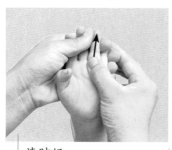

● 清肺经

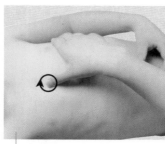

● 揉膻中

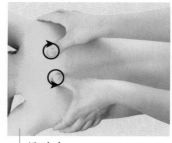

● 揉肺俞

方义 　　方中清肺经可宣肺清热、化痰止咳；揉膻中可理气宽胸；揉肺俞，则调肺气以扶正祛邪。

孙德仁河东流派少儿推拿

感冒夹食滞

- **临床表现：** 感冒兼见脘腹胀满，不思饮食，呕吐酸腐，口气臭秽，大便酸臭，或腹痛泄泻，或大便秘结，舌苔垢腻，脉滑。
- **调理原则：** 疏风解表，消食导滞。
- **推拿处方：** 揉板门5分钟，运内八卦200次，推四横纹100次。

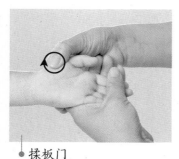
● 揉板门

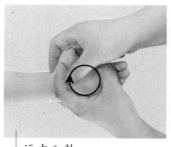
● 运内八卦

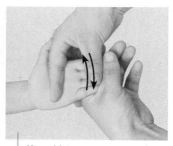
● 推四横纹

方义　　揉板门可健脾胃；运内八卦可理气利膈，除滞消食；推四横纹可调中气，消胀满。全方可消食满，健脾胃。

感冒夹惊

- **临床表现：** 感冒兼见惊惕啼叫，夜卧不安，磨牙，甚则惊厥抽风，舌尖红，脉弦。
- **调理原则：** 解表清热，镇惊息风。
- **推拿处方：** 揉小天心5分钟，清肝经100次，补肾经100次。

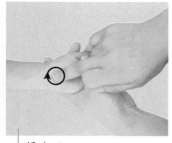
● 揉小天心

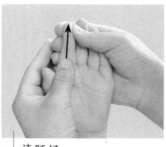
● 清肝经

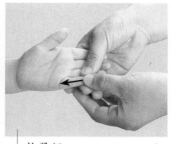
● 补肾经

方义　　方中揉小天心、清肝经可镇惊安神；补肾经可滋阴补肾。

咳嗽

咳嗽是指以咳嗽为主症的一种疾病。有声无痰谓之咳，有痰无声谓之嗽，有声有痰谓之咳嗽。临床一般咳与嗽常同时出现，故以咳嗽并称。临床以咳嗽、鼻塞、流涕，痰多，或干咳无痰为主要特征。本病以外感者多见。一年四季均可发病，尤见于冬春季节，一般预后良好。

病因病机

1.外感咳嗽。肺为五脏之华盖，其位最高，邪气外侵，首先犯肺，外束于肌表，内伤于肺卫，使肺气失于宣肃，则肺气壅遏，清肃失职，而发为咳嗽。

2.内伤咳嗽。外感失治，伤及肺脏，使肺失通达，津停痰凝，气逆而咳；乳食不适，使脾失健运，痰湿内生，上输于肺，影响肺气，而为咳嗽；久病体虚或平素体弱，以致肺脏虚损，耗气伤津，肃降无权，气逆而咳。

外感咳嗽

- **临床表现：** 咳嗽有痰，鼻塞，流涕，恶心，苔薄白，脉浮，指纹淡。若为风寒所致，则痰清稀色白，恶寒重，无汗，苔薄白，指纹淡红；若为风热所致，则痰黄稠，稍怕冷而汗微出，发热，口渴，咽痛，苔薄黄，指纹淡紫。
- **调理原则：** 疏风解表，宣肺止咳。
- **推拿处方：** 开天门 48 次，分推坎宫 48 次，运太阳 48 次，揉耳后高骨 1 分钟，清肺经 100 次，逆运内八卦 100 次，揉一窝风 3 分钟，推揉膻中 1～3 分钟，揉肺俞 1 分钟，分推肩胛骨 30 次。

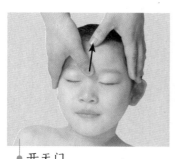
● 开天门

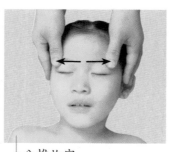
● 分推坎宫

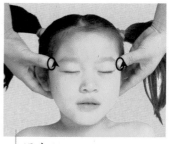
● 运太阳

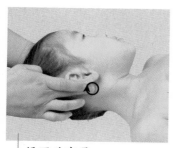

揉耳后高骨

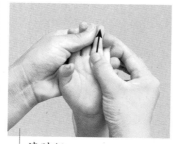

清肺经

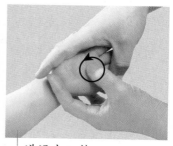

逆运内八卦

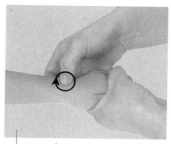

揉一窝风

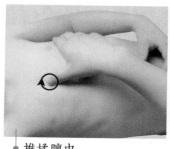

推揉膻中

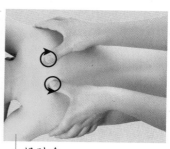

揉肺俞

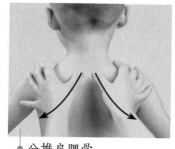

分推肩胛骨

> **方义** 方中开天门、分推坎宫、运太阳、揉耳后高骨可疏风解表；揉一窝风可疏风散寒，宣通表里；清肺经可清肺热；逆运内八卦、推揉膻中，可理气化痰止咳；揉肺俞、分推肩胛骨，可调肺气，补肺虚而止咳。

● **对症加减：** 风寒咳嗽加推三关 50 次，掐揉二扇门 2 分钟。

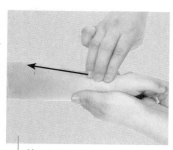

推三关

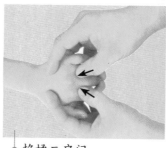

掐揉二扇门

> **方义** 推三关有温阳散寒、发汗解表的功效；掐揉二扇门可发汗解表。两者共奏温阳散寒、发汗解表之效。

- **临床表现：** 干咳少痰，或咳嗽痰多，胸闷不舒，食欲缺乏，神疲乏力，形体消瘦。舌苔厚腻，指纹沉滞。
- **调理原则：** 健脾益肺，止咳化痰。
- **推拿处方：** 补脾经 100 次，逆运内八卦 30 次，推四横纹 30 次，推揉膻中 1～3 分钟，揉肺俞 100 次，按揉足三里 3 分钟，推揉止咳穴 100 次。

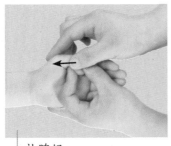

● 补脾经

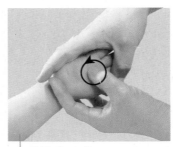

● 逆运内八卦

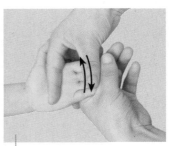

● 推四横纹

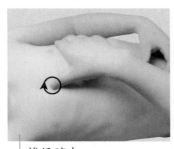

● 推揉膻中

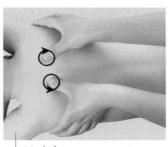

● 揉肺俞

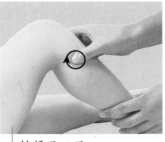

● 按揉足三里

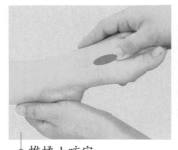

● 推揉止咳穴

方义 补脾经、按揉足三里可健脾化痰止咳；逆运内八卦、推揉膻中、推揉止咳穴可宽胸理气，化痰止咳；推四横纹可调气血，散瘀结；揉肺俞可补肺气。

● **对症加减：**久咳而体虚咳促者加补肾经 50 次，推三关 50 次，捏脊 6 遍。

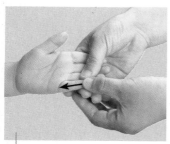

● 补肾经

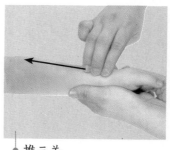

● 推三关

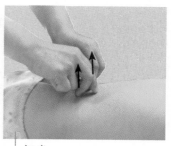

● 捏脊

方义 补肾经可加强滋阴补肾润肺之功；推三关可温阳健脾益气；捏脊可扶助正气，增强体质，以达到扶正祛邪之目的。全方有健脾益气、润肺止咳的功效。

临床典型病案

王某，男，9 个月 于 1999 年 12 月 17 日上午 9 时来诊

主症：其母代诉，患儿咳嗽，发烧一天，大便干燥，粪色黑黄。测体温 38.4℃，见其鼻流清涕，闻其口味酸臭，抚其皮肤热而无汗，舌淡红，苔薄白，指纹红紫。

诊断：风邪外袭，郁表束肺，脾失健运。

调理原则：清热解表，健脾滋阴。

取穴：开天门、分推坎宫、揉太阳、运耳后高骨、推三关、掐二扇门、揉大椎、补肾经、清肺经、清大肠、补脾经、逆运内八卦、清天河水。

经上述推拿 25 分钟后，体温降至 37.4℃。继续推拿 3 次后，咳止热退，诸症消失，病告痊愈。

肺炎喘嗽

肺炎喘嗽是少儿时期常见的肺系疾病之一。临床以发热、咳嗽、痰壅、气急为主要症状，重者涕泪俱下，面色苍白，口唇发青，张口抬肩，呼吸困难。

病因病机

1. 外感因素主要是感受风邪。少儿寒温失调，受风邪外袭而为病，风邪多夹热或夹寒为患，其中以风热为多见。

2. 内伤因素为正气虚弱。少儿肺脏娇嫩，卫外不固，如先天禀赋不足，或后天喂养失宜，或久病不愈，病后失调，则致正气虚弱，腠理不密，卫外不固，而易为外邪所中。

- **临床表现：** 初起发热、咳嗽、流涕，伴食欲缺乏，有时呕吐，继则出现呼吸困难。
- **调理原则：** 清肺化痰。
- **推拿处方：** 开璇玑 5～10 次，推揉膻中 3～5 分钟，揉肺俞 3～5 分钟，揉定喘穴 1～3 分钟，逆推手太阴肺经（单侧即可）2 遍。

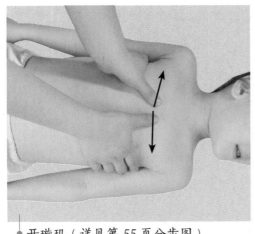

● 开璇玑（详见第 55 页分步图）

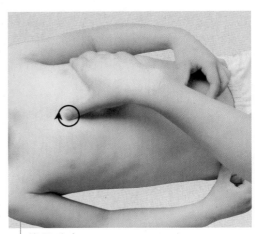

● 推揉膻中

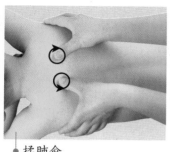

揉肺俞

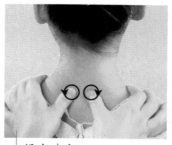

揉定喘穴

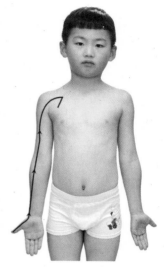

逆推手太阴肺经

方义　　开璇玑和推揉膻中可宽胸理气，化痰止咳平喘；揉肺俞可调肺气，补虚损；逆推手太阴肺经可清肺化痰；揉定喘穴可止咳化痰。全方有宣肺平喘、化痰止咳的功效。

- **对症加减：**若高热引起惊厥，加捣揉小天心1~2分钟，清心经20~50次。

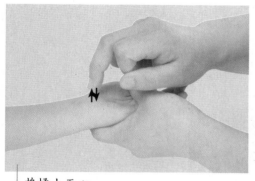

捣揉小天心

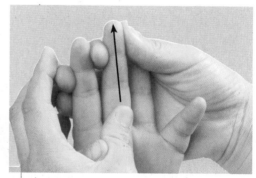

清心经

饮食疗法

1. 薏苡仁煮猪肺。薏苡仁30克（捣成碎末），猪肺1个（洗净，使其颜色呈白色），置于锅内，加水适量。先用大火煮沸，后以微火煮烂，即可食用。治疗风热闭肺引起的肺炎喘嗽。

2. 川贝粥。淘洗干净的粳米100克，加适量砂糖煮粥，粥快熟时加入川贝母粉5~10克，煮沸。待温热时服用，每天服2次，可作为早、晚餐。适用于痰热闭肺引起的喘嗽。

哮喘

少儿哮喘是一种发作性的痰鸣气喘疾病，临床上以阵发性哮鸣、气促、呼气延长为特征，严重时可出现张口抬肩、呼吸困难、难以平卧等症状。喘是指呼吸时气息急促；哮是指声响，呼吸时喉中有哮鸣声。哮与喘虽是两个不同的症状，但密切关联，难以区分，故通称哮喘。

病因病机

中医认为哮喘是由内因、外因相结合而发病的。内因致病主要为肺脾肾三脏不足，津液代谢障碍，导致痰饮留伏所致；外因致病多为气候骤变、寒温失调、接触异物、过食生冷咸酸、感受外邪等因素所诱发。

发作期（寒喘）

- **临床表现：** 咳嗽气喘，喉间痰鸣，痰多白沫，形寒肢冷，鼻流清涕，面色淡白，恶寒无汗，舌淡红，苔白滑，脉浮滑，指纹红滞。
- **调理原则：** 温肺散寒，化痰定喘。
- **推拿处方：** 拿风池、拿肩井加揉外劳宫1～3分钟，揉一窝风1～3分钟，推三关300次，掐揉二扇门1～3分钟，逆运内八卦300次，推揉膻中3～5分钟，揉肺俞3～5分钟。

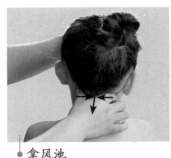
● 拿风池

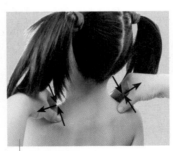
● 拿肩井

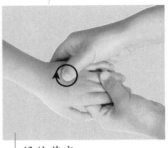
● 揉外劳宫

方义

拿风池可发汗解表，透邪外出；拿肩井可宣通气血，发表解肌；揉外劳宫可解表散寒；揉一窝风可温中行气，发散风寒；推三关可温阳散寒，发汗解表，促邪外出；掐揉二扇门可发汗解表祛邪；逆运内八卦可宽胸利膈，理气化痰；推揉膻中、揉肺俞合用可宽胸理气，清肃肺脏，止咳平喘。

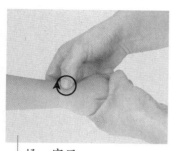

● 揉一窝风

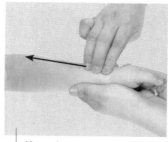

● 推三关

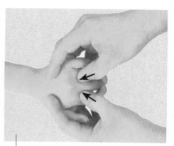

● 掐揉二扇门

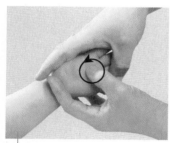

● 逆运内八卦

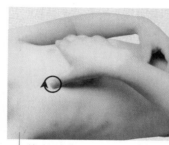

● 推揉膻中

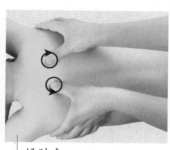

● 揉肺俞

发作期
（热喘）

● **临床表现：** 咳嗽，哮喘，声高息涌，咯痰稠黄，喉间哮吼痰鸣，胸膈满闷，身热面赤，口干咽红，尿黄便秘，舌质红，苔黄腻，脉滑数，指纹红紫。

● **调理原则：** 清肺化痰，止咳平喘。

● **推拿处方：** 拿风池、拿肩井加清肺经 300 次，清肝经 300 次，清大肠 300 次，逆运内八卦 300 次，清天河水 300 次，推揉膻中 3～5 分钟，揉肺俞 3～5 分钟。

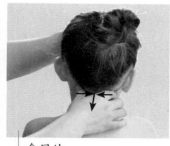

● 拿风池

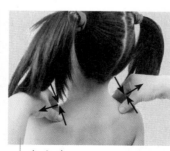

● 拿肩井

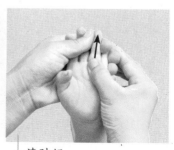

● 清肺经

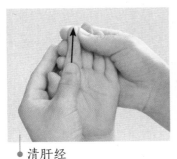

● 清肝经

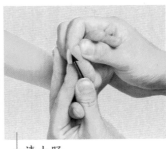

● 清大肠

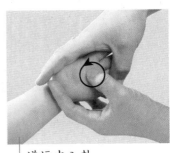

● 逆运内八卦

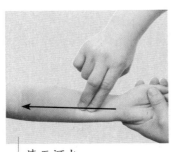

● 清天河水

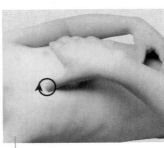

● 推揉膻中

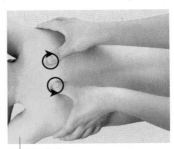

● 揉肺俞

方义　　拿风池可发汗解表，透邪外出；拿肩井可宣通气血，发表解肌；清肺经可清泻肺热，止咳平喘；清肝经可清肝泻火，降气化痰；清大肠可清泻肺热，降气通便；逆运内八卦可宽胸利膈，理气化痰；清天河水可清热解表，泻火除烦；推揉膻中可宽胸理气，化痰止咳；揉肺俞可开宣肺气、化痰止咳。

缓解期

- **临床表现：** 肺气虚弱则见面色淡白，气短声低，倦怠乏力，自汗怕冷，容易感冒；脾气虚弱则见咳嗽痰多，食少便溏，面黄肌瘦，体倦；肾虚不纳则见面色淡白，动则气促，形寒怕冷，下肢欠温，脚软无力，小便清长，夜间遗尿。
- **调理原则：** 扶正固本，益气固表，宣肺健脾补肾。
- **推拿处方：** 补脾经 300 次，清肺经 300 次，补肾经 300 次，揉二马 3～5 分钟，推三关 300 次，清天河水 300 次，神阙静振法 15 分钟，按揉足三里 1～3 分钟，捏脊 3～20 遍。

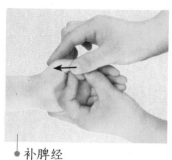

● 补脾经

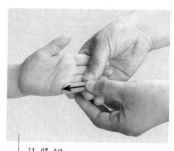

● 清肺经

补肾经

● 补肾经

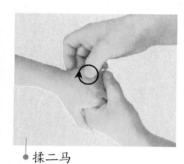

● 揉二马

推三关

● 推三关

清天河水

● 清天河水

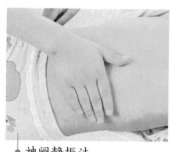

● 神阙静振法

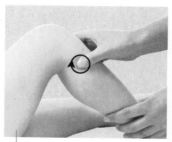

● 按揉足三里

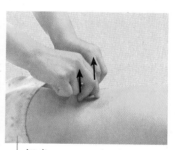

● 捏脊

方义　哮喘缓解期以扶正为主，所取穴位中补脾经、推三关、神阙静振法可补虚扶弱，培土生金；清肺经可宣达肺气；补肾经、揉二马可纳气平喘；清天河水可滋阴清热；按揉足三里、捏脊可促进脾胃运化，强身健体。全方可增强机体的抗病能力，从而延缓发作。

发热

发热是以少儿体温异常升高为主症的一种常见病症。临床以发热、咳嗽、不思饮食，或午后潮热、盗汗为特征。发热可见于多种疾病。因少儿肤薄神怯，且热邪易扰乱神明，病情变化迅速，所以临证时须谨慎辨治。

病因病机

1. 外感发热。由于少儿肺气虚，卫外力差，藩篱疏薄，故当气候骤变、起居失常时，外邪就易乘虚侵入肌表，使腠理闭塞，卫外之阳郁遏，导致发热。

2. 肺胃实热。多由外感失治，表邪入里，或者乳食内伤，肺胃壅滞，郁而化热，郁热熏蒸于肌肤，而引起发热。

3. 阴虚内热。少儿先天阴常不足，阳常有余。若热邪久而不去，耗伤津液，或后天气血虚弱，阴液不足，或久病而气阴两伤，都可导致阴虚内热之证。

外感发热

- **临床表现：** 风寒者，恶寒重，发热轻，无汗，头痛，鼻塞，流清涕，苔薄白，指纹浮红；风热者，发热重，恶风，微汗出，口干，咽痛，鼻塞，流黄涕，苔薄黄，指纹浮紫。
- **调理原则：** 清热解表，发散外邪。
- **推拿处方：** 开天门40次，分推坎宫40次，揉太阳2分钟，揉耳后高骨2分钟，拿风池10次，清肺经100次，揉肺俞1分钟。

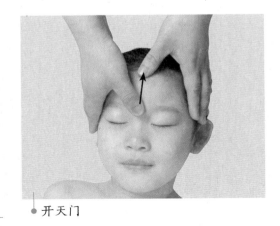

● 开天门

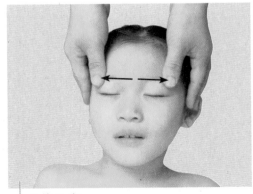

● 分推坎宫

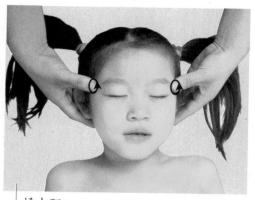
● 揉太阳

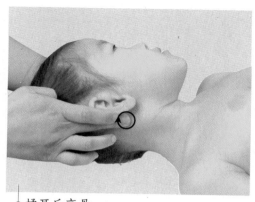
● 揉耳后高骨

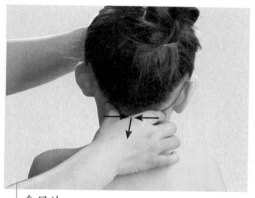
● 拿风池

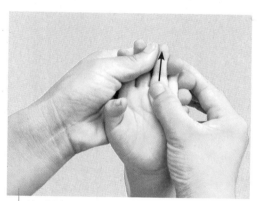
● 清肺经

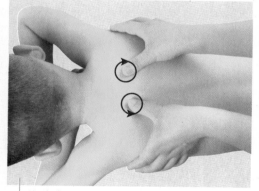
● 揉肺俞

方义　方中开天门、分推坎宫、揉太阳、揉耳后高骨为少儿外感病常用四大手法，可疏风解表，止头痛，散邪外出；拿风池可发汗解表，散风寒；清肺经可宣肺清热；揉肺俞可扶正解表。

阴虚内热

- **临床表现：** 午后潮热，手足心热，盗汗或自汗，形体瘦削，舌红少苔，指纹淡紫。
- **调理原则：** 滋阴清热。
- **推拿处方：** 补肾经 300 次，补脾经 60 次，补肺经 50 次，揉二马 3 分钟，清天河水 24 次，按揉足三里 2 分钟，按揉涌泉 3 分钟。

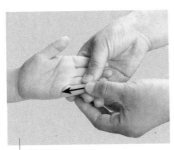

● 补肾经

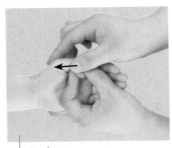

● 补脾经

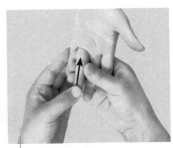

● 补肺经

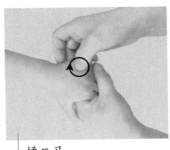

● 揉二马

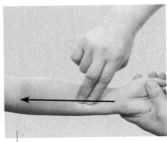

● 清天河水

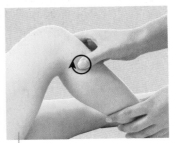

● 按揉足三里

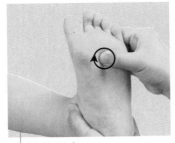

● 按揉涌泉

方义　补脾经、补肺经、补肾经可健脾补肺益肾，以滋阴；清天河水、揉二马可清虚热；按揉足三里使脾胃得健，气血有生；按揉涌泉可引火归元。

- **临床表现：** 高热，面赤，烦躁气促，不思饮食，渴而欲饮，便秘，小便短赤，舌红苔燥，指纹深紫。
- **调理原则：** 清泻里热，理气消滞。
- **推拿处方：** 清胃经 100 次，清肺经 100 次，清大肠 100 次，揉板门 5 分钟，逆运内八卦 36 次，清天河水 100 次，退六腑 48 次，揉腹 3 分钟，推腹 120 次。

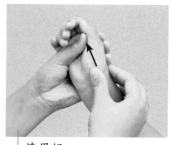

● 清胃经

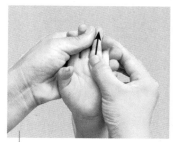

● 清肺经

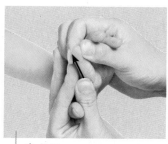

● 清大肠

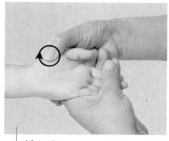

● 揉板门

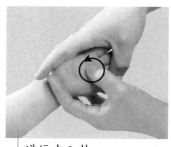

● 逆运内八卦

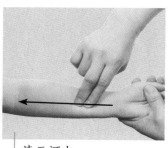

● 清天河水

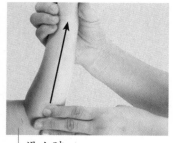

● 退六腑

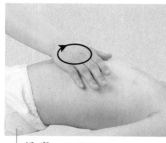

● 揉腹

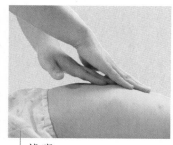

● 推腹

方义　方中清肺经、清胃经可以清肺胃之火；清大肠可清理肠胃实热，导积滞；揉板门、逆运内八卦可理气消滞；清天河水、退六腑可清热除烦；揉腹、推腹可消食导滞、通调腑气。

食积

食积是中医的一个病症名称，指少儿胃肠乳食停聚、不能消化，出现腹部胀满或疼痛、食欲缺乏、大便失调等症。食积多是孩子摄入过量生冷、油腻食物造成的。食积又称积滞，与西医学消化不良的病症相近。

病因病机

本病的病因主要是乳食内积，损伤脾胃，脾运失常，导致乳食不化，停积胃肠，气滞不行，蕴积化热。

食积可分为伤乳和伤食。伤于乳者，多因乳哺不节，食乳过量，或乳液变质，冷热不调，而停积脾胃，壅而不化，成为乳积。伤于食者，多因饮食喂养不当，偏食，嗜食，饱食无度，杂食乱投，生冷不节，而致食积不化，或过食肥甘厚腻、柿子、大枣等不易消化之物，停聚中焦而发病。

乳食内积

- **临床表现：**乳食不思，或拒食，脘腹胀满，疼痛拒按；或有嗳腐恶心，呕吐酸馊乳食，烦躁哭闹，夜卧不安，低热，肚腹热甚，大便秽臭，舌红苔腻，脉弦滑，指纹紫滞。
- **调理原则：**消食导滞，理气和中。
- **推拿处方：**清脾经300次，清大肠300次，揉板门3分钟，运内八卦300次，掐揉四横纹3分钟，推下七节骨300次，推揉消食穴1~3分钟。

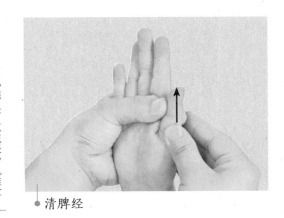
● 清脾经

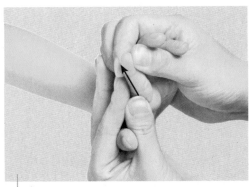
● 清大肠

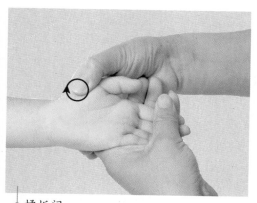

● 揉板门

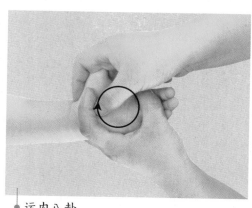

● 运内八卦

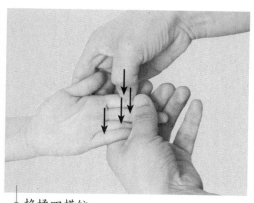

● 掐揉四横纹

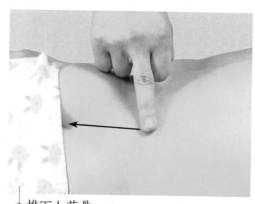

● 推下七节骨

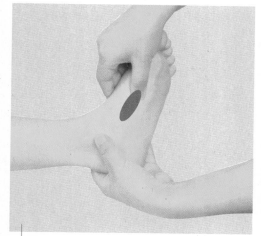

● 推揉消食穴

方义

运内八卦可以消食化积、理气化痰，对于少儿呕吐、流口水等有良好的调理作用；清脾经可调理脾胃，化积和中；清大肠和推下七节骨有清热通便、消食导滞的功效；揉板门、掐揉四横纹、推揉消食穴可以健脾和胃、消食化滞，可调治孩子吃饭不香等问题。

- **临床表现：** 神倦乏力，面色萎黄，形体消瘦，夜寐不安，不思乳食，食则饱胀，腹满喜按，呕吐酸馊乳食，大便溏薄，夹有乳样凝块或食物残渣，唇舌色淡，苔白腻，脉沉细而滑，指纹淡红。
- **调理原则：** 健脾助运，消食和中。
- **推拿处方：** 补脾经 300 次，推四横纹 300 次，分推腹阴阳 300 次，揉足三里 1～3 分钟，揉脾俞 1～3 分钟，捏脊 7～20 遍。

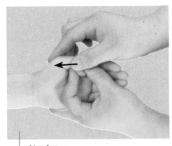

● 补脾经

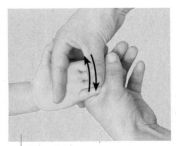

● 推四横纹

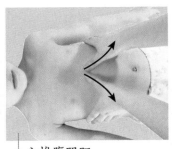

● 分推腹阴阳

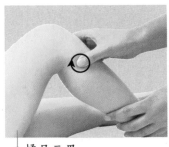

● 揉足三里

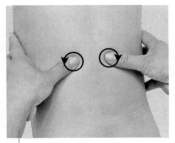

● 揉脾俞

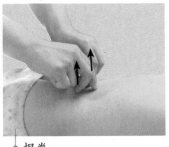

● 捏脊

方义　　　补脾经、揉脾俞、揉足三里可健脾益气，助运化；推四横纹可调和气血，行气除胀，化积消食；分推腹阴阳可健脾消食、理气消胀；捏脊可调和脾胃，扶助正气，强身健体。全方有健脾助运、消食和中的功效。

饮食疗法

1. 鸡内金30克，在瓦片上焙黄，研极细末。每次1克，每日2～3次，开水冲服。用于乳食内积证。

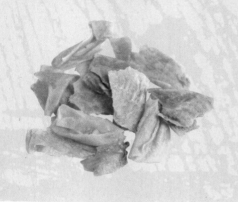

2. 对不同的食物导致的食积，用药不同。伤于乳类，用麦芽、山楂；伤于粳米，用神曲、谷芽；伤于面食，菜中放醋，或取生萝卜汁温服；伤于豆类，以生萝卜汁温服；伤于肉食，用山楂；伤于瓜果冷饮，用肉桂研末，每次1克，以米汤调服。

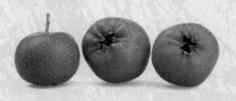

临床典型病案

李某，男，4个月零11天　　　　　　　　**2003年5月6日就诊**

主症： 其母代诉，患儿昨天下午开始哭闹拒乳，呕吐一次，呕吐物为酸馊乳食，脘腹胀满，夜间尤甚，眠卧不安，夜间大便2次，质稠且夹杂奶瓣，其味秽臭。查体：体温38.3℃；视其腹，患儿腹部满胀若鼓，久摸其腹愈觉热甚；闻其声，哭闹不休，声音洪亮；诊察间患儿大便一次，果如其母所言，臭不可闻；观其舌，舌质红，苔白厚腻；指纹紫滞，尚在风关。

诊断： 食积。

调理原则： 消食导滞，理气和中。

取穴： 补脾经、揉板门、推四横纹、运内八卦、清大肠、揉中脘、推下七节骨、按揉足三里。上述推拿30分钟后，患儿安静。嘱回家暂禁哺乳6～8小时，明日再诊。次日复诊，其母诉，遵医嘱昨日回家后至晚8时仅哺乳一次，患儿夜间体温正常，未再哭闹，一宿安眠。查患儿体温37℃，腹胀较昨日减轻，舌苔稍腻。效不更方，上方继用，又推拿2次，乳食及大便均正常。

厌食

厌食指少儿较长时间食欲减退，进食减少，甚至拒食，是儿童摄食行为异常的一种疾病，各年龄阶段的儿童均可发生，以1～6岁少儿多见。本病迁延日久，可导致少儿营养不良、贫血、佝偻病，以及免疫力低下，反复出现呼吸道感染，对儿童生长发育和智力发展也有不同程度的影响。

病因病机

中医认为少儿脏腑娇嫩，脾常不足。"少儿血气未充，脾胃薄弱"是厌食症的发病基础。少儿厌食的主要病位在脾胃，病机关键在于脾失健运，胃纳失和。

1. 少儿时期脾常不足，加之饮食不知自调，挑食，偏食，好吃零食，食不按时，饥饱不一，或家长缺乏正确的喂养知识，婴儿期喂养不当，乳食品种调配、变更失宜，或纵儿所好，杂食乱投，甚至滥用补品，均易损伤少儿的脾胃而成本病。

2. 其他疾病失调致脾胃受损，或暑湿熏蒸致脾阳失展，或情志不畅致思虑伤脾，均可形成本病。

脾胃不和

- **临床表现：** 厌恶进食，饮食乏味，食量减少，或有胸脘痞闷、嗳气泛恶，偶尔多食后脘腹饱胀，大便不调，舌苔薄白或白腻，指纹滞。
- **调理原则：** 调和脾胃，运脾开胃。
- **推拿处方：** 补脾经300次，揉板门3～5分钟，运内八卦300次，掐揉四横纹1～3分钟，推揉消食穴100次，推下七节骨100次。

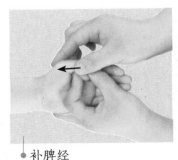

● 补脾经

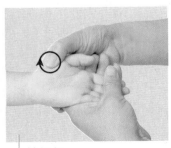

● 揉板门

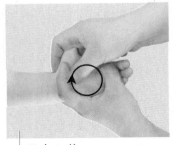

● 运内八卦

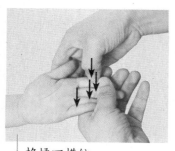

● 掐揉四横纹

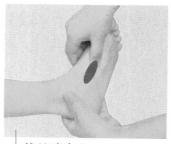

● 推揉消食穴

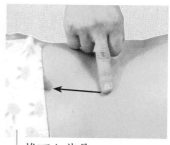

● 推下七节骨

方义　补脾经可调和脾胃；揉板门、掐揉四横纹、运内八卦、推揉消食穴四种手法合用可运脾开胃，理气消食；推下七节骨可泄热通便。

脾胃气虚

- **临床表现：** 不思进食，食不知味，食量减少，形体偏瘦，面色少华，精神不振，或有大便溏薄夹杂不消化之物，舌质淡，苔薄白，指纹色淡。
- **调理原则：** 健脾益气，佐以助运。
- **推拿处方：** 补脾经 300 次；推三关 300 次，神阙静振法 15 分钟，揉脾俞、胃俞各 1～3 分钟，顺推足太阴脾经 2 遍。

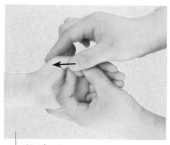

● 补脾经

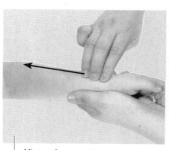

● 推三关

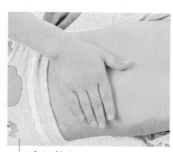

● 神阙静振法

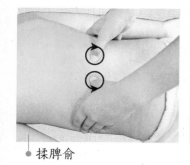

● 揉脾俞

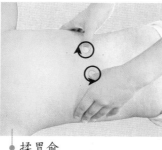

● 揉胃俞

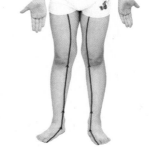

顺推足太阴脾经（双腿部）

方义 补脾经可健脾益气，助运化；推三关可温阳化气，还可助补脾经增强健脾助运之功；神阙静振法可温阳散寒，化气助运；揉脾俞、揉胃俞和顺推足太阴脾经（双腿部）合用，可调理脾胃，助运化。

脾胃阴虚

- **临床表现：** 不思饮食，食少饮多，口舌干燥，大便偏干，小便色黄，面黄少华，皮肤失润，舌红少津，苔少或花剥，脉细数，指纹淡紫。
- **调理原则：** 滋脾养胃，佐以助运。
- **推拿处方：** 补脾经 300 次，补肾经 300 次，揉二马 3~5 分钟，清天河水 300 次，水底捞明月 300 次。

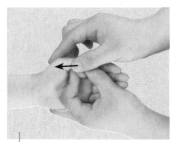
补脾经

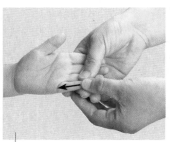
补肾经

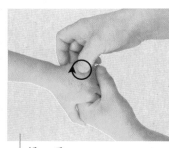
揉二马

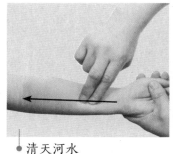
清天河水

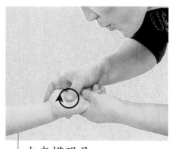
水底捞明月

方义 补脾经可健脾益气，助运化；补肾经、揉二马、清天河水和水底捞明月四种手法合用，可滋阴补肾，生津止渴。

饮食疗法

消食健脾粥：莲子、芡实、炒麦芽、扁豆各15克，焦山楂10克，神曲6克（纱布包），共放锅内，加水1500毫升，煎煮30分钟，去渣留汁，加入粳米100克熬粥。粥成加入白砂糖少许调味，趁温热服，有健脾养胃、消食化积的功效。适用于少儿面黄肌瘦、心烦气急、手足心热、腹胀等症。

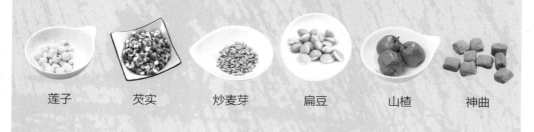

| 莲子 | 芡实 | 炒麦芽 | 扁豆 | 山楂 | 神曲 |

临床典型病案

张某，男，1岁4个月　　　　　　　**2002年9月18日上午10时来诊**

主症： 其母代诉，患儿食欲不振，饭量减少，睡眠不安，大便溏稀，日常活动正常。曾做相关检查未发现明显异常。曾用健脾消食、帮助消化的中西药物治疗，效果不佳。父母甚是着急，担心营养不良进而影响孩子的生长发育。查体：体温正常，面色微黄，形体消瘦，精神尚好；视其舌，质淡红，苔薄白；指纹淡红。

诊断： 脾胃不和，厌食。

调理原则： 健脾养胃，消积除胀。

取穴： 补脾经、推三关、退六腑、揉中脘、揿二马，补肾经、揿足三里、捏脊。上述手法连用七天，患儿饮食增进，饥而索食，夜寐已安，大便正常，面色红润。病遂告愈。

疳证

疳证是由于喂养不当，或因多种疾病的影响，导致脾胃受损、气液耗伤而形成的一种少儿慢性病证。临床以形体消瘦、头发枯萎、面黄少华、精神萎靡或烦躁、饮食异常、大便不调为特征。西医学称之为营养不良。

病因病机

1. 积滞伤脾。过食肥甘生冷之品，或偏食挑食，以致脾胃受损而运化失职，外不能养筋脉，内不能滋脏腑，日久则成疳证。

2. 气血两亏。素体虚弱，或久病失调，或偏食，则脾胃不能运化腐熟乳食，致乳食停滞，壅聚中焦，气血生化失源，日久气血两亏，形成本病。

积滞伤脾

- **临床表现：** 形体消瘦，腹胀，精神不振，夜卧不安，大便不调、常有恶臭，手足心热，舌苔厚腻。
- **调理原则：** 消积导滞，调理脾胃。
- **推拿处方：** 补脾经 200 次，揉板门 5 分钟，推四横纹 200 次，按揉足三里 3 分钟，推揉消食穴 100 次。

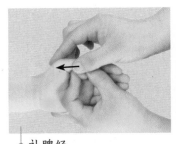
补脾经

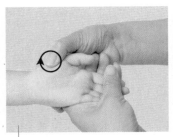
揉板门

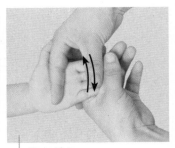
推四横纹

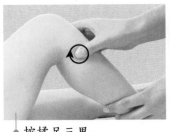
按揉足三里

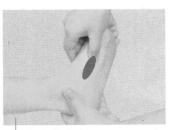
推揉消食穴

气血
两亏

- **临床表现：**骨瘦如柴，面色苍白，毛发枯黄，精神萎靡，睡卧不安，啼声低弱，四肢不温，指纹色淡。
- **调理原则：**温中健脾，补益气血。
- **推拿处方：**补脾经200次，推三关50次，揉中脘3分钟，神阙静振法15分钟，顺推足太阴脾经、足阳明胃经各2遍，捏脊7遍。

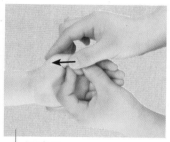

补脾经

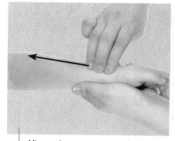

推三关

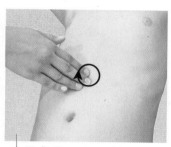

揉中脘

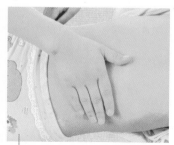

神阙静振法

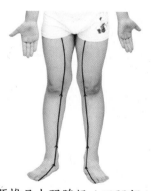

顺推足太阴脾经（双腿部）

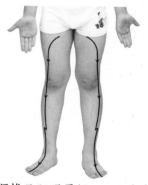

顺推足阳明胃经（双腿部）

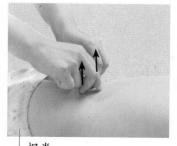

捏脊

方义 补脾经，神阙静振法，顺推双腿部足太阴脾经、足阳明胃经，可健脾胃、补气血；推三关可温阳健脾；揉中脘可调理脾胃；捏脊为治疗疳证之要法，可起到健脾胃、益气和血的作用。

呕吐

呕吐是指以乳食从口中吐出为主症的一种儿科常见病症。少儿吮乳过多，胃满而溢，此为溢乳，不作为病症。本病以婴幼儿多见，若长期不愈，则损伤胃气，耗伤津液，使气血亏虚。

病因病机

少儿呕吐的原因很多，但主要为外感六淫之邪和内伤乳食。胃以降为和，若外感、内伤影响胃气和降，胃气上逆则为呕吐。

胃寒呕吐

- **临床表现：** 饮食稍多即吐，时作时止，时轻时重，吐物不化，或为黄稀黏液，无酸腐气味，面色苍白，四肢欠温，腹痛喜暖，大便溏薄，舌淡，苔薄白，指纹淡红。
- **调理原则：** 温中散寒，和胃降逆。
- **推拿处方：** 补脾经200次，揉一窝风2分钟，推三关50次，揉中脘3分钟。

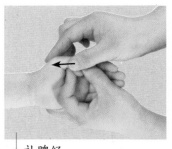
补脾经

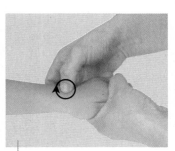
揉一窝风

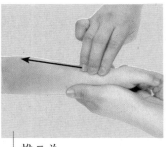
推三关

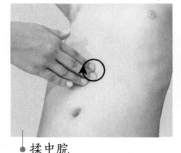
揉中脘

方义 补脾经可健脾和胃；揉一窝风可行气止呕；推三关可温阳散寒；揉中脘可和胃止呕。

胃热呕吐

- **临床表现：** 食入即吐，吐物酸臭，口渴唇干，烦躁不安，大便臭秽或秘结，小便黄赤，舌红，苔黄，指纹紫。
- **调理原则：** 清热和胃，降逆止呕。
- **推拿处方：** 清补脾经 100 次，清胃经 100 次，清大肠 100 次，退六腑 60 次，推天柱骨 50 次。

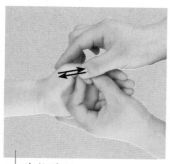
清补脾经

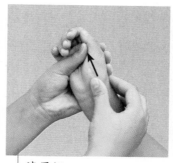
清胃经

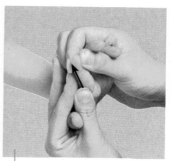
清大肠

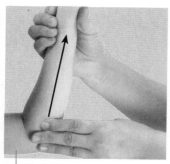
退六腑

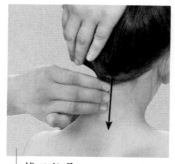
推天柱骨

方义　　清补脾经、清胃经可清热止呕；清大肠可清热导滞，使胃气得降；退六腑可清胃热；推天柱骨可降逆止呕。

饮食疗法

1. 紫苏叶 3 克，黄连 1 克，水煎服。用于寒热错杂的呕吐。
2. 炒山药、生麦芽各 6 克，加水 500 毫升，煎煮 30 分钟，去渣取汁，分 2 次温服。用于婴儿吐乳。

腹泻

腹泻是由外感六淫或内伤乳食，损伤脾胃，导致脾胃运化失常的一种消化道疾病。本病临床以大便稀薄、便次增多，甚至如水样为特征，一年四季均可发生，尤以夏季为多。若治疗不及时，迁延日久不愈，则将影响少儿的生长和发育。若病情严重，可致气液耗损、阴竭阳脱的危症，临床须重视。

病因病机

1.感受外邪。夏季，暑湿较重，最易致病。夏暑之时，多夹湿邪，湿热困脾，则脾胃运化失常，升降失司，清浊不分而为泄泻。冬春季节，风寒之邪直中脏腑，阳气受遏，运化无权而致泄泻。

2.内伤乳食。少儿脾常不足，运化功能尚未完善，而生长发育迅速。若喂养不当，次数无度，或过食生冷瓜果、肥甘厚腻等不易被消化的食物，则伤及脾胃，而致泄泻。若为乳儿，过早添加辅食，或人工喂养的乳汁不洁，皆可导致泄泻。

3.脾胃虚弱。禀赋不足，或久病不愈，或服寒凉之品，皆可致脾胃虚弱，运化无常，水谷不能化生精微，则并走于下而为泄泻。

湿热泻

- **临床表现：** 腹痛即泻，泻下急迫，便次多、色黄褐热臭，肛门灼热而红肿，尿少、色黄，口渴，舌苔黄腻，脉濡数，指纹色紫。
- **调理原则：** 清热利湿，调中止泻。
- **推拿处方：** 清补脾经100次，清胃经100次，清大肠100次，清小肠50次，清天河水50次，揉天枢2分钟，揉龟尾2分钟，按揉足三里2分钟，揉止泻穴2分钟。

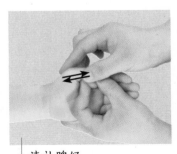
● 清补脾经

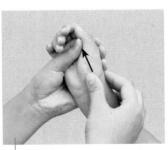
● 清胃经

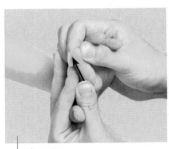
● 清大肠

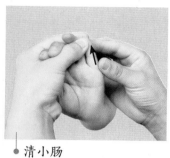

● 清小肠

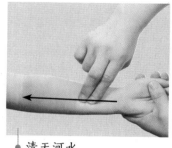

● 清天河水

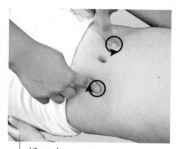

● 揉天枢

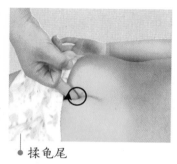

● 揉龟尾

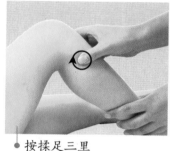

● 按揉足三里

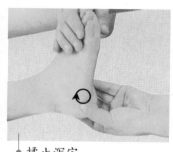

● 揉止泻穴

方义 　方中清补脾经、清胃经、清大肠、清小肠可清热利湿止泻，清天河水可清热泻火止泻，揉天枢、揉龟尾、揉止泻穴可调理大肠，按揉足三里可健脾胃。

寒湿泻

- **临床表现：** 肠鸣腹胀，时有腹痛，大便清稀多沫、臭气不甚或带腥味，肛门不热不红，舌苔白腻，脉濡，指纹色红。
- **调理原则：** 温中散寒，化湿止泻。
- **推拿处方：** 补脾经100次，补大肠50次，推三关100次，按揉足三里2分钟，揉止泻穴2分钟，揉龟尾2分钟。

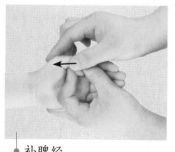

● 补脾经

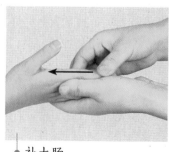

● 补大肠

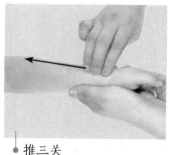

● 推三关

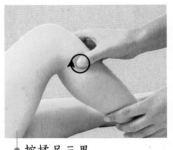
● 按揉足三里

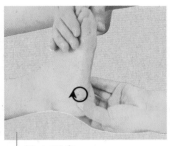
● 揉止泻穴

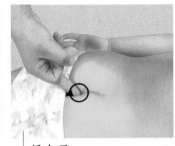
● 揉龟尾

方义 补脾经可健脾化湿；补大肠可温中止泻；推三关可补气行气，温阳散寒；按揉足三里可健脾胃，助运化；揉龟尾、揉止泻穴可调理肠胃气机而止泻。

伤食泻

● **临床表现：** 腹痛胀满，泻前哭闹，泻后痛减，大便量多、酸臭如败卵，嗳气纳呆，或伴呕吐馊食，苔厚腻或垢腻，脉滑。

● **调理原则：** 消食导滞，和中健脾。

● **推拿处方：** 清脾经 100 次，清大肠 50 次，揉板门 5 分钟，逆运内八卦 50 次，掐揉四横纹 3~5 次，揉天枢 2 分钟，分推腹阴阳 240 次，揉止泻穴 2 分钟。

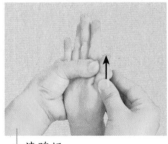
● 清脾经

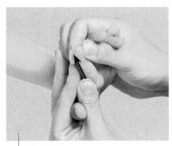
● 清大肠

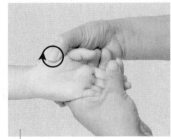
● 揉板门

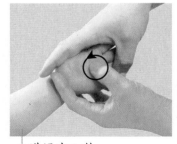
● 逆运内八卦

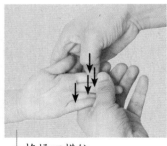
● 掐揉四横纹

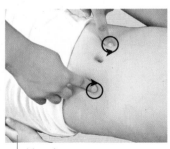
● 揉天枢

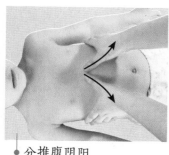

● 分推腹阴阳

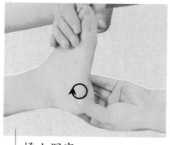

● 揉止泻穴

> **方义**　清脾经可健脾消食；清大肠可清热导滞；揉板门、逆运内八卦、掐揉四横纹可消食导滞；揉天枢可健脾和胃；分推腹阴阳、揉止泻穴可行气导滞止泻。

脾虚泻

- **临床表现：** 病程较长，反复发作，时发时止，多表现为食后即泻，尤其进食油腻之物后泻下明显，常伴有食欲不振，面色萎黄，神疲倦怠，舌淡，苔薄，脉濡细，指纹色淡。
- **调理原则：** 健脾益气，温阳止泻。
- **推拿处方：** 补脾经 100 次，补大肠 200 次，揉板门 5 分钟，揉止泻穴 2 分钟，捏脊 7 遍。

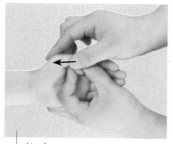

● 补脾经

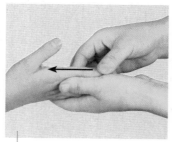

● 补大肠

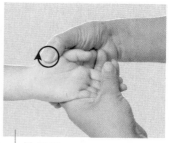

● 揉板门

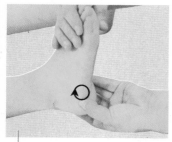

● 揉止泻穴

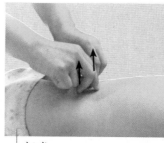

● 捏脊

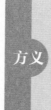

> **方义**　方中补脾经、揉板门可健脾胃，运水谷；补大肠、揉止泻穴可涩肠固脱，温中止泻；捏脊可调中止泻。

腹痛

腹痛是指胃脘以下，耻骨联合以上的部位发生疼痛的一种疾病。本病为少儿常见之症，可伴发于多种疾病。预后一般较好。若属外科急腹症者，需立即送往医院，紧急处理。临证一定要详细诊察，慎重诊断，以免贻误时机。

病因病机

1.感受寒邪。由于护理不当或气候突变，使风寒之邪侵入腹部，寒为阴邪，主收引，凝而不散，搏结于肠间，以致气机阻滞，不通则痛。

2.脾胃虚弱。素体阳虚或久病虚弱，以致脾阳不振，运化失司，寒湿滞留，气机不畅而引起腹痛。

3.乳食积滞。由于乳食不节，恣食生冷之品，乳食停滞中焦，气机受阻，以致腹痛。

感受寒邪

- **临床表现：**腹痛突发而急剧，哭叫不安，遇冷痛甚，得温则舒，口不渴，或喜热饮，面色青白，甚者唇舌紫暗，四肢发凉，小便清长，大便清稀，舌淡苔白，指纹色红。
- **调理原则：**温中散寒，理气止痛。
- **推拿处方：**推三关 50 次，揉外劳宫 2 分钟，揉一窝风 2 分钟，摩腹 1 分钟，拿肚角 7 次，按揉足三里 2 分钟。

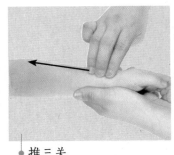
● 推三关

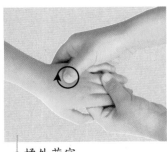
● 揉外劳宫

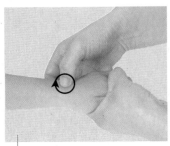
● 揉一窝风

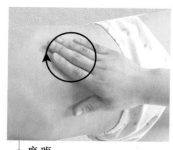

● 摩腹

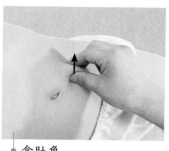

● 拿肚角

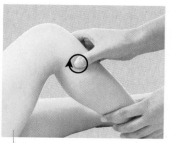

● 按揉足三里

方义 推三关、揉外劳宫，可温阳散寒；揉一窝风，可温中行气止痛；摩腹，可健脾和胃；拿肚角为治疗少儿腹痛之要法，适用于各种原因引起的腹痛，特别是对寒痛、伤食痛有良效；按揉足三里，可健脾益气。

脾胃虚寒

● **临床表现：** 腹痛隐隐，时作时止，喜温喜按，面色萎黄，神疲乏力，形体消瘦，食欲不振，时有腹泻，舌淡，苔白，指纹色淡。
● **调理原则：** 温补脾胃，益气止痛。
● **推拿处方：** 补脾经100次，补肾经100次，推三关50次，揉中脘2分钟。

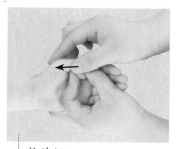

● 补脾经

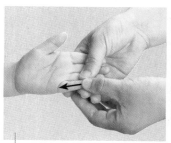

● 补肾经

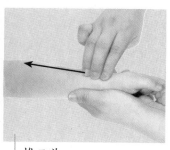

● 推三关

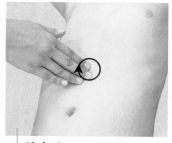

● 揉中脘

方义 补脾经，可补脾益胃；补肾经，可温养下元，扶助正气；推三关，可温阳散寒；揉中脘，可调理肠胃气机。

- **临床表现：** 腹部胀满，疼痛拒按，嗳腐吞酸，恶心呕吐，痛则欲便，便后痛减，舌苔厚腻，脉滑，指纹沉滞。
- **调理原则：** 消食导滞，和中止痛。
- **推拿处方：** 清脾经 100 次，清大肠 100 次，揉板门 5 分钟，掐揉四横纹各 3~5 次，分推腹阴阳 240 次，拿肚角 3 次。

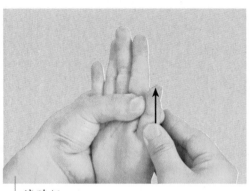

● 清脾经

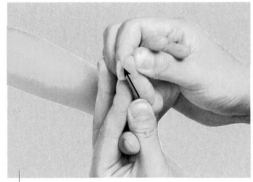

● 清大肠

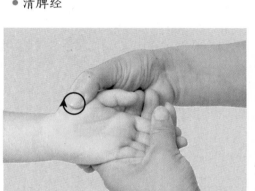

● 揉板门

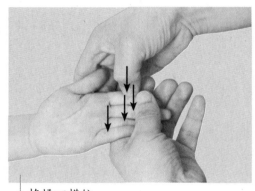

● 掐揉四横纹

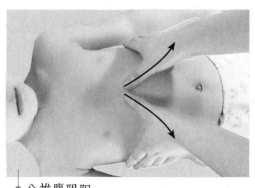

● 分推腹阴阳

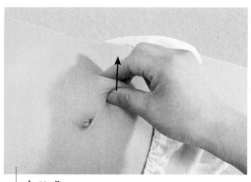

● 拿肚角

方义 清脾经，可健脾消食；清大肠，可利湿导滞；揉板门，掐揉四横纹，分推腹阴阳，可健脾和胃消食；拿肚角，可止腹痛。

单方验方

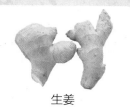

生姜

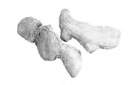

干姜

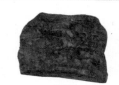

大黄

1. 生姜粥。将生姜（15克）打碎，放入碗内，加入煮沸的热粥，加盖闷片刻，加盐调味服食。适用于寒邪内阻型腹痛。

2. 干姜粥。干姜、高良姜各3克，粳米50克。用水800毫升先煎干姜、高良姜20分钟，去渣留汁，再入粳米，煮为粥，趁温热顿服。早晚各1剂。适用于脾胃虚寒型腹痛。

3. 大黄蜜糖水。大黄15克，加沸水200毫升泡15分钟，加蜂蜜适量，代茶饮用。适用于湿热壅滞型腹痛。

临床典型病案

李某，男，5个月零11天　　　　　　　**2001年4月6日上午10时就诊**

主症： 其母代诉，患儿今早8时许开始腹部胀满，时哭时止，腹部拒按，不进乳食，大便秘结，口气酸臭。查体：体温正常；视其面，唇红面黄；察其舌，舌苔厚腻；候其脉，脉滑数；指纹紫滞。

诊断： 乳食积滞型腹痛。

调理原则： 消食导滞，和中止痛。

取穴： 补脾经、揉中脘、逆运内八卦、掐揉推四横纹、清大肠、掐一窝风、按揉足三里、捏脊。经上述治疗后，症状缓解，腹痛减轻，继之又推拿两次后病愈。

便秘

便秘是指排便间隔时间延长，甚至3～5日大便1次，便质干燥、硬结，或虽有便意而艰涩难以排出的一种病症，是儿科常见病症，其发生与生活习惯密切相关。便秘可单独出现，亦可由其他疾病引起。

病因病机

便秘主要是由于大肠津液不足，传导功能失常，粪便在肠道停留过久，水分被吸收而过于干燥、坚硬引起的；或者因身体虚弱，气虚较甚而无力排便，导致大便留于肠道难以排出。临床一般有实秘、虚秘之分，分别由饮食不节、气血不足导致。

1.饮食不节：喂养不当，暴饮暴食，或过食寒凉食物，损伤脾胃消化功能，导致食物停滞，气机阻滞而排便不畅；或过食辛辣油腻之品而致肠胃积热，或热病耗伤津液，使大肠干燥、津液不足，以致排便不畅。

2.气血不足：少儿先天不足，平素脾胃功能虚弱，气血生化乏源，或久病之后气血亏虚，气虚则大肠无力传导，血虚则肠道津少而干涩，故大便秘结，艰涩难下。

实秘

- **临床表现：** 大便干结，排出困难，或排便间隔时间延长。面赤身热，烦渴，喜饮冷水，口臭唇赤，小便短少、色黄赤，脘腹疼痛胀满，食欲不振，舌质红，苔黄燥，脉沉数有力，指纹色紫。
- **调理原则：** 行气导滞，清热通便。
- **推拿处方：** 清大肠300次，揉膊阳池2分钟，退六腑300次，摩腹5分钟，按揉足三里200次，推下七节骨150次，搓摩胁肋100次。

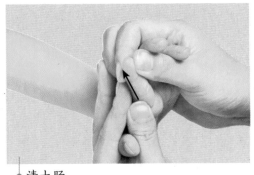

● 清大肠

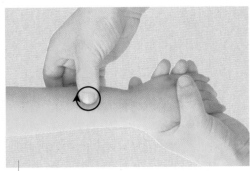

● 揉膊阳池

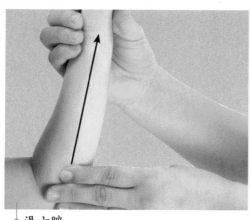
● 退六腑

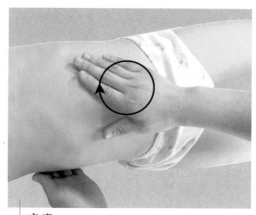
● 摩腹

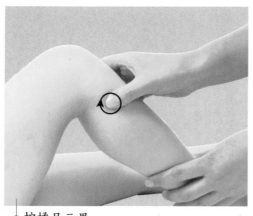
● 按揉足三里

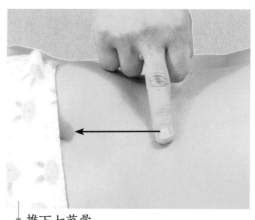
● 推下七节骨

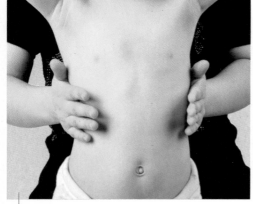
● 搓摩胁肋

方义　推下七节骨及摩腹可通调腑气；揉膊阳池配清大肠、退六腑以行气清热，通便消积；按揉足三里可健脾和胃；搓摩胁肋性开而降，可以散积聚。

- **临床表现：** 大便秘结，努挣难下，神疲乏力，形体消瘦，食少纳呆，面色苍白无华，口唇淡白，舌质淡，苔薄白，脉沉细无力，指纹色淡。
- **调理原则：** 补益气血，滋阴润燥。
- **推拿处方：** 补脾经300次，清大肠300次，揉二马3分钟，推三关2分钟，揉脐2分钟，按揉足三里2分钟，揉肾俞2分钟，捏脊3～5遍。

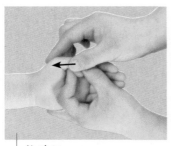

● 补脾经

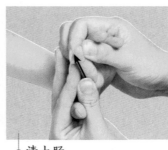

● 清大肠

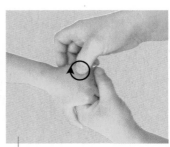

● 揉二马

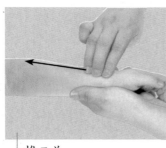

● 推三关

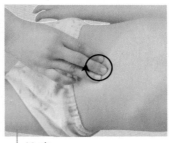

● 揉脐

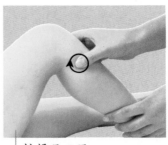

● 按揉足三里

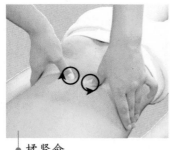

● 揉肾俞

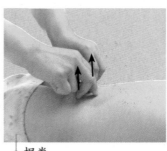

● 捏脊

方义 补脾经、捏脊、按揉足三里可补益脾胃，加强气血生化；推三关可温补气血；清大肠可调理气机，清泻积热；揉二马、揉肾俞可滋阴润燥；揉脐可理肠通便。

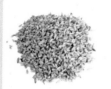
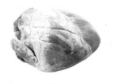
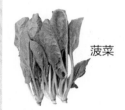

柏子仁　　　　　猪心

菠菜

猪血

1. 柏子仁炖猪心。将柏子仁15克放入1个猪心内，隔水炖熟，切片，加酱油少许即可食之。食不拘时，一个猪心服食2天。此方连服2周，可以养血，滋阴，润燥，适宜少儿血虚之便秘者。

2. 菠菜猪血汤。将猪血（50克）切成块状，新鲜菠菜（100克）洗净切段，加水适量煮汤，调味服用。每日1剂，分两次服食，连服7日，可以滋肾补肺，润肠通便。适宜少儿肺肾两虚的便秘者。

临床典型病案

王某，男，3岁2个月　　　　　**2008年8月23日上午9时就诊**

主症： 其母代诉，患儿从出生至今经常大便干结，常用灌肠法通便，严重时须动手掏出，全家深以为苦。3天前患儿生气后腹中胀痛，肠鸣，嗳气频作，饮食减少，3天未解大便。意欲推拿调理以求久安。查体：体温正常；面色黄中带青，印堂尤甚；闻其声，嗳气连连；叩其腹，声若击鼓；苔厚滑腻，弦数有力。

诊断： 实秘。

调理原则： 顺气导滞，润肠通便。

取穴： 清大肠、补脾经、揉板门、清肝经、逆运内八卦、揉龟尾、推下七节骨、揉中脘、分推腹阴阳、揉天枢。用上述手法一日连续推拿两次。次日复诊，其母诉：患儿昨晚7时许解大便一次，质稍干。便后孩子饥而索食，遵嘱仅给稠粥一小碗。今早又大便一次，状若香蕉。效不更方，上述手法每日1次，连续推拿4天后，患儿饮食正常，大便正常。嘱每周推拿1~2次，以善其后。

口疮

口疮是指以口舌生疮或溃烂，局部疼痛为主要表现的口腔常见病。本病相当于西医学的口炎，任何年龄均可发生，以2~4岁的少儿多见，一年四季均可发病。可单独发生，也可作为一种常见的症状出现于其他疾病之中，如普通感冒、消化不良等情况均可引起口疮。

病因病机

少儿口疮多由虚火上炎，心脾积热所致。主要病变在心与脾，虚证常涉及肾。

1.虚火上炎：因少儿肾的功能虚弱，若热病伤阴，或久泻不止，津液亏耗，致肾阴不足，肾水不能制火，虚火上炎而发生口疮。

2.心脾积热：因调护失宜，饮食不当，过食肥甘厚腻或辛辣的食物，蕴积生热，邪热内积心脾，内火偏盛，循经上炎口腔，发为口疮。

虚火上炎

- **临床表现：** 口腔溃疡，稀散、色淡，不甚疼痛，反复发作或迁延难愈，颧红，口干不渴，舌红，苔少或花剥，脉细数。
- **调理原则：** 滋阴降火。
- **推拿处方：** 清天河水300次，补肾经300次，揉涌泉1~3分钟。

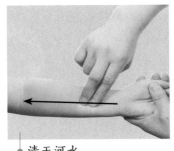
清天河水

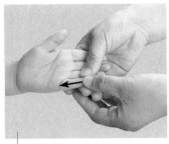
补肾经

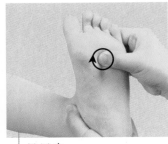
揉涌泉

方义 清天河水可清虚热；补肾经可补肾阴；揉涌泉可滋阴补肾，引热下行。

心脾积热

- **临床表现：** 舌上、舌边溃疡较多，色红、疼痛，饮食困难，心烦不安，口干欲饮，小便短黄，舌尖红，苔薄黄，脉细数。
- **调理原则：** 清心泻脾。
- **推拿处方：** 清心经 300 次，清补脾经 300 次，清小肠 300 次，掐揉总筋 1～3 分钟，清天河水 300 次。

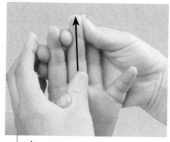
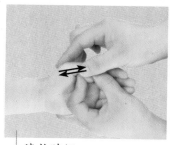
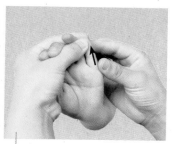

清心经 · 清补脾经 · 清小肠

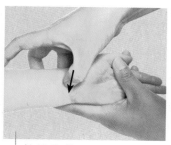
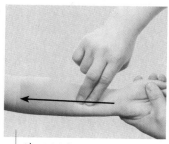

掐揉总筋 · 清天河水

方义　清心经可清热泻火除烦；清补脾经可清脾胃之火；清小肠清在小肠，作用于心，可清热利尿，使热从小便而解；掐揉总筋性凉而散，可清热散结；清天河水可清热泻火。

饮食疗法

将白萝卜（150 克）洗净，去皮，切成圆柱形的块，然后将每一块萝卜中间挖一个圆形的洞，把冰糖（5 克）放到萝卜中间，入蒸锅，大火蒸 30 分钟后取出，放至温热，往每块萝卜中加入适量蜂蜜即可。可泻火清热，调治口疮。

鹅口疮

鹅口疮是以口腔黏膜表面散在或满布白屑，状如鹅口为特征的一种常见口腔疾病。因其屑呈白色，状如雪片，故又称"雪口病"。本病无明显的季节性，常见于禀赋不足、体质虚弱、营养不良、久病的少儿，尤以早产儿、新生儿多见。一般预后良好。

病因病机

本病的主要病因是胎热内蕴，口腔不洁，感染秽毒之邪。孕妇体内蕴积的热毒遗于胎儿，或生后护理不当，少儿口腔不洁，柔嫩的黏膜易于破损，秽毒之邪乘虚而入，发为本病。或因少儿患病后用药不当，正气受损，体内阴阳平衡失调，阴液暗耗，虚火内生，上熏口舌而致。

心脾积热

- **临床表现：** 口腔内白屑堆积，周围黏膜红色较甚，面赤唇红，烦躁不宁，吮乳啼哭，或伴发热，口干或渴，大便秘结，小便短黄，舌质红，脉滑数，或指纹紫滞。
- **调理原则：** 清泻心脾积热。
- **推拿处方：** 揉小天心 300 次，掐揉四横纹 100 次，退六腑 300 次。

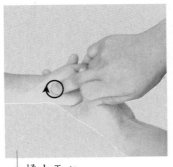 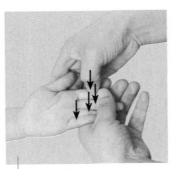 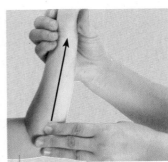

揉小天心　　　　掐揉四横纹　　　　退六腑

方义　揉小天心可清热除烦；掐揉四横纹可清热散结，调和气血；退六腑性大寒而降，可泻心脾积热。

- **临床表现：**口腔内白屑稀散，周围红晕不著，形体虚弱，面白颧红，手足心热，口干不渴，或大便溏，舌嫩红，苔少，脉细数无力，或指纹淡紫。
- **调理原则：**滋肾养阴降火。
- **推拿处方：**揉二马1～3分钟，揉肾顶1～3分钟，运内劳宫300次，揉涌泉1～3分钟。

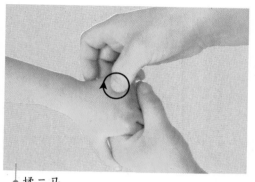

● 揉二马

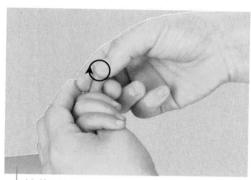

● 揉肾顶

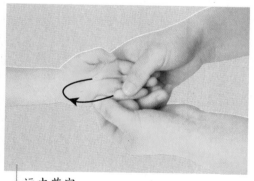

● 运内劳宫

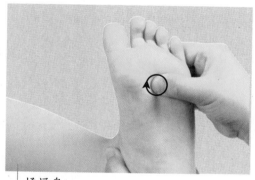

● 揉涌泉

方义　揉二马和运内劳宫两种手法合用可滋养肾阴，退虚热；揉肾顶性凉而散，可活血散瘀，引热外散；揉涌泉可清热降火，引热下行。

饮食疗法

　　板蓝根10克，生山栀、薄荷各3克，黄柏5克。每日1剂，水煎，分2～4次服。用于鹅口疮心脾积热证。

汗证

汗证是指少儿在安静状态下全身或局部出汗过多，甚则大汗淋漓，多属西医学所说的自主神经功能紊乱。少儿汗证多发生于5岁以下的少儿。少儿汗出过多，易着凉而感冒。若因天气炎热，或衣被过厚，或剧烈运动导致暂时性单纯汗出过多，不属病态。

病因病机

少儿汗证的发生，分为虚实两个方面：少儿脏腑娇嫩，元气未充，若加上先天禀赋不足，或后天脾胃失调，肺气虚弱，因肺主皮毛，脾主肌肉，肺脾气虚则表虚不固，故汗出不止；或平素过食肥甘厚腻及辛辣之物，可致湿热蕴蒸，逼迫津液外泄而致汗证。少儿汗证有自汗、盗汗之分。睡中出汗，醒时汗止者，称盗汗；白日无故出汗者，称自汗。盗汗多为阴虚，自汗多为阳虚。

气虚不摄（自汗）

- **临床表现：** 以自汗为主，活动后出汗加重，出汗部位主要在身体上部，以头部、肩背部汗出明显，神疲乏力，少气懒言，面色无华，患儿抵抗力弱，平时易患感冒，舌淡，苔薄，脉细。
- **调理原则：** 益气固涩，止汗。
- **推拿处方：** 补脾经300次，补肺经300次，补肾经300次，揉肾顶1~3分钟，推三关300次，按揉足三里2分钟，捏脊7~20遍。

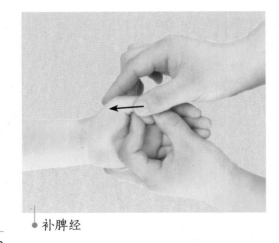

● 补脾经

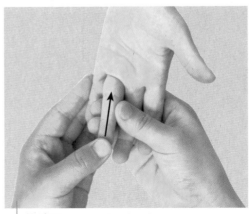

● 补肺经

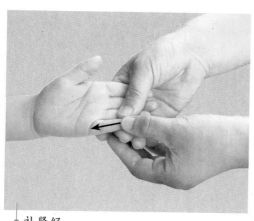

● 补肾经

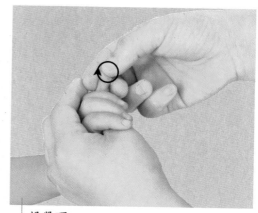

● 揉肾顶

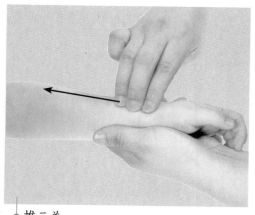

● 推三关

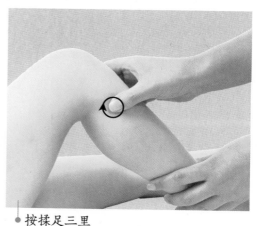

● 按揉足三里

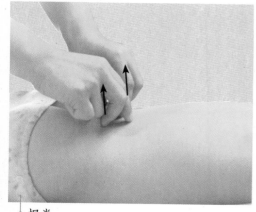

● 捏脊

方义　补脾经和按揉足三里两种手法合用可健脾和胃，益气固表；补肺经和推三关两种手法合用可益气固表，温养阳气；补肾经和揉肾顶两种手法合用可滋阴，补肾，敛汗；捏脊可通气血，强体质。

- **临床表现：**出汗以头部或四肢为多，肌肤发热，汗渍色黄，口渴但不欲饮水，小便色黄，舌红，苔黄腻，脉滑数。
- **调理原则：**清热利湿，健脾止汗。
- **推拿处方：**清脾经 300 次，清胃经 300 次，揉板门 3 分钟，清大肠 300 次，清小肠 300 次，清天河水 300 次，揉中脘 1～3 分钟，按揉足三里 2 分钟，推下七节骨 300 次。

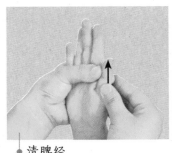
清脾经

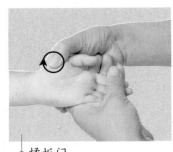
清胃经

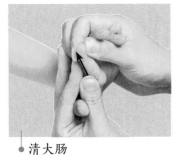
揉板门

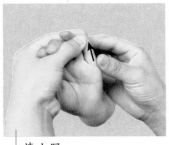
清大肠

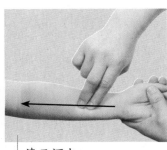
清小肠

清天河水

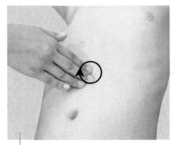
揉中脘

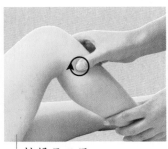
按揉足三里

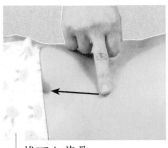
推下七节骨

清脾经和清胃经可调理脾胃，清泻脾胃湿热；揉板门、揉中脘、按揉足三里三种手法合用可健脾和胃，消食导滞，助运化；清大肠和推下七节骨两种手法合用可消食导滞，泄热通便；清小肠和清天河水两种手法合用可清热利湿，生津止渴。

单方验方

1. 将黑豆煮烂，每日适量食之，有健脾固表的功效。
2. 取鸭血、糯米各适量，煮烂食之，有补血和营的功效。
3. 黄芪红枣汤。黄芪30克，红枣20枚，猪瘦肉100克，水煎服。适用于气虚不固所致的自汗。
4. 粳米50克，白木耳15克，百合15克，冰糖10克。熬粥食用，每日1次。适用于盗汗。

临床典型病案

孙某，男，2岁6个月　　　　　2008年9月18日下午4时就诊

主症：其母代诉，患儿近一月在安静状态下常出现头部及四肢汗出，汗渍染衣色黄，尿亦黄色，饮食正常，曾服中药效果不佳。父母恐其多汗伤身，故求推拿调理。查体：体温正常；望其面，汗出若渍；抚其肤，湿滑若洗；闻其味，口有食臭；问其苦，口渴但不欲饮；望其舌，质红苔白；候其脉，浮而濡弱。

诊断：自汗。

调理原则：清热利湿，健脾和胃。

取穴：清补脾经、清胃经、揉板门、清大肠、清小肠、清天河水、揉中脘、按揉足三里、推下七节骨。以上方推拿，每日1次。3天后患儿汗出减少，口臭消失。共推拿7次，患儿唯活动时仍有出汗，此属正常，不需治。

夜啼

少儿夜啼的表现是每到夜间即高声啼哭，呈间歇性发作，甚至通宵达旦啼哭不休，白天却安静少哭闹。该病症多见于半岁以下的婴儿，婴儿一般全身情况良好，夜啼与季节没有明显的关系。但是夜啼时间长了，会影响婴儿的健康。

病因病机

本病主要因为脾寒、心热、食积、惊恐所致。寒则痛而啼，热则烦而啼，食滞胃脘则胃不和而卧不安，惊则神不安而啼，故寒、热、食积、惊为本病四大病因病机。

夜啼症（哭夜）

- **临床表现：** 夜晚啼哭，可因哺乳而暂停，白天安静一些。多数孩子可自愈，若因哭而引起抽风，则预后不良。脉与体温都正常，有因夜啼而引起消化不良、面色苍白或微青、消瘦等症状者。
- **调理原则：** 平肝，清热，安神。
- **推拿处方：** 振百会 3～5 分钟，捣揉小天心 1～3 分钟，分推手阴阳 10～50 次，清天河水 300 次，掐揉五指节 5～10 次，掐按精宁、威灵 3 次，摩神阙 1～3 分钟，捏脊 7～20 遍，旋推镇静穴 240 次。

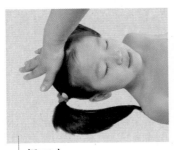
● 振百会

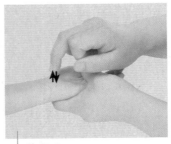
● 捣揉小天心

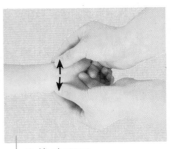
● 分推手阴阳

方义

分推手阴阳可平衡阴阳，镇惊安神；捣揉小天心可清热除烦，安神镇惊；清天河水可清热利尿，泻火除烦，使心火从小便而解；掐揉五指节长于安神定惊；振百会、旋推镇静穴有安神镇静的功效；掐精宁、威灵，主治少儿夜啼；摩神阙和捏脊两种手法合用可补益气血，培补元气，平衡阴阳。

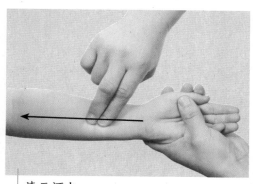

● 清天河水

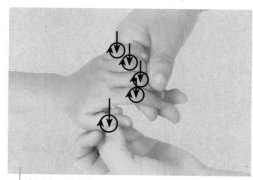

● 掐揉五指节

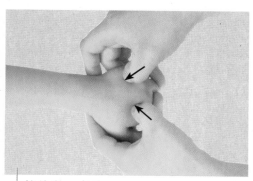

● 掐精宁、威灵

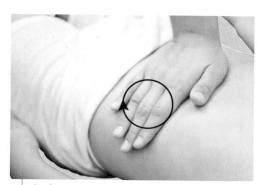

● 摩神阙

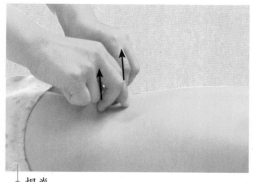

● 捏脊

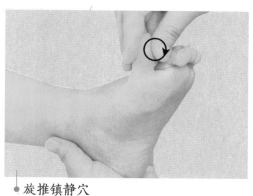

● 旋推镇静穴

饮食疗法

　　鲜花生叶 600 克，每次取 10 克，放入茶杯中，加入沸水冲泡，代茶饮用。适用于各种夜啼者。

惊风

惊风是少儿时期的一种急重病症，以抽搐、昏迷为主症，又称"惊厥"，俗名"抽风"。急惊风来势急迫，常以高热伴抽风、昏迷为特征。慢惊风来势缓慢，以反复抽搐、昏迷或瘫痪为主症，预后一般较差。

病因病机

1. 急惊风多因少儿心火肝热，若触惊受风，则风火相搏，以致神散气乱而发本病，亦可因内兼痰滞、关窍不通所致。

2. 慢惊风多因少儿禀赋虚弱，吐泻久痢之后，调养失宜而发本病。亦可因风寒、饮食、积滞、误汗、误下，或急惊未能根治，而转化成此病。

急惊风

- **临床表现：** 壮热烦急，神志昏迷，手足抽搐，角弓反张，气喘痰鸣，目上直视，口噤不开。
- **调理原则：** 清热、豁痰、镇惊、息风。
- **推拿处方：** 掐人中、掐十宣、掐老龙、揉端正、掐山根各3～5次（若用一二穴即醒者，可不再用其他穴），拿风池1分钟。

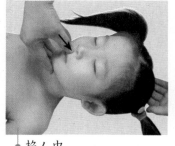
掐人中

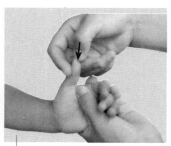
掐十宣

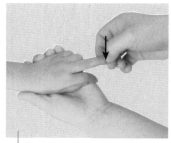
掐老龙

方义 方中掐人中、掐十宣、掐老龙、揉端正、掐山根五种手法合用，可醒神开窍；拿风池，可祛风止痉。

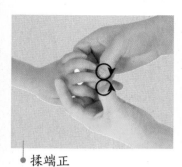
● 揉端正

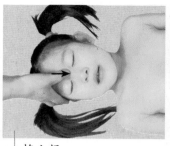
● 掐山根

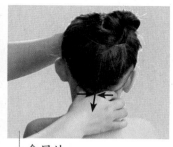
● 拿风池

慢惊风

- **临床表现：** 神昏气短，手足抽搐时作时止，面色淡黄，睡卧露睛，小便清长，大便溏泄，或完谷不化。
- **调理原则：** 培补元气，息风止搐。
- **推拿处方：** 补脾经 300 次，清肝经 300 次，补肾经 300 次，揉一窝风和外劳宫 1～3 分钟。

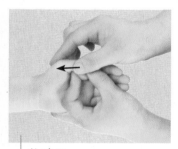
● 补脾经

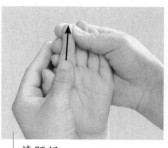
● 清肝经

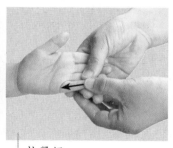
● 补肾经

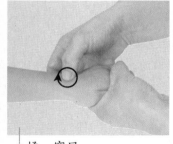
● 揉一窝风

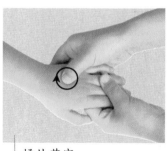
● 揉外劳宫

方义 补脾经和补肾经可健脾补肾，补益气血，填精益髓；清肝经可平肝泻火，息风镇惊；揉一窝风和外劳宫可温阳散寒，补益气血。

遗尿

遗尿是指 3 岁以上的少儿不能自主控制排尿，在睡眠中小便自遗，醒后方觉，反复发作的一种病症。本病多见于 3～12 岁的少儿，多由肾气不足，下焦虚冷，或大病久病后身体虚弱、肺脾气虚不摄所致。其发病率男孩高于女孩，年龄较大的儿童会产生羞涩、自卑、精神紧张等心理变化。

病因病机

1. 下元虚冷。肾主水，膀胱为津液之腑。若肾与膀胱俱虚，不能温养下元，则气化失司，闭藏失职，水道失约，而为遗尿。或为冷气所侵，下焦不能控制水液，使之出而不禁，导致遗尿。

2. 肺脾气虚。肺居上焦，主一身之气，通调水道，下输膀胱，为水之上源；脾居中焦，制水在脾。若肺脾气虚，则无制无行，上虚不能摄下，而为遗尿。

3. 肝经湿热：湿热之邪，郁于肝经，使肝的疏泄功能失常，影响三焦的气化功能，且肝之经络环阴器，会对排尿有直接影响；湿热之邪下注膀胱，膀胱不能闭藏水液而发生遗尿。

下元虚冷

- **临床表现：** 遗尿频繁，甚至一夜数次，兼见面色惨白，形神疲乏，智力偏低，腰腿乏力，小便清长，甚者肢冷畏寒，蜷卧而睡，脉缓而沉迟无力。
- **调理原则：** 温肾固涩。
- **推拿处方：** 补肾经 100 次，推三关 100 次，揉外劳宫 5 分钟，揉丹田 3 分钟，擦腰骶部 100 次，顺推足少阴肾经（双腿部）2 遍。

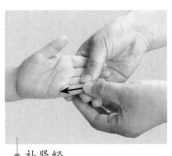 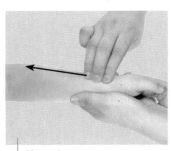 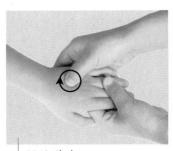

补肾经　　　　　　　　推三关　　　　　　　　揉外劳宫

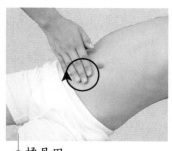

● 揉丹田

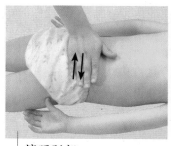

● 擦腰骶部

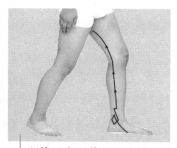

● 顺推足少阴肾经（腿部，另一侧腿的肾经在其对称部位）

方义 　方中补肾经、顺推足少阴肾经（双腿部），可温补肾阳，温养下元；推三关、揉外劳宫，可温阳散寒；揉丹田、擦腰骶部，可温补命门之火，固摄下元。

脾肺气虚

● **临床表现：** 遗尿，尿频量少，兼面色苍白，气短自汗，神疲乏力，形体消瘦，食欲不振，舌质淡，苔薄白，脉缓弱。

● **调理原则：** 益气固摄。

● **推拿处方：** 补脾经 100 次，补肺经 100 次，补肾经 100 次，揉板门3 分钟，揉外劳宫 5 分钟，揉丹田 2 分钟，神阙静振法 15 分钟，顺推手太阴肺经、足太阴脾经（双腿部）各 2 遍。

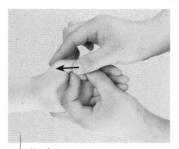

● 补脾经

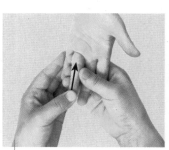

● 补肺经

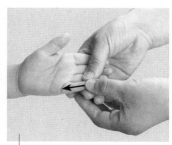

● 补肾经

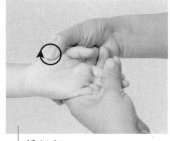

● 揉板门

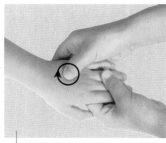

● 揉外劳宫

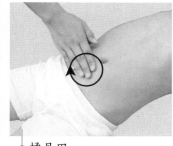

● 揉丹田

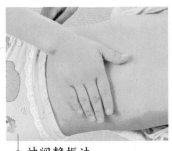

● 神阙静振法

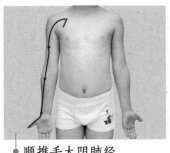

● 顺推手太阴肺经

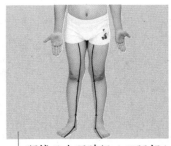

● 顺推足太阴脾经（双腿部）

方义 方中补脾经、补肺经、神阙静振法、顺推手太阴肺经和足太阴脾经，可补益脾肺之气，以摄下元；补肾经，可温补下元；揉板门，可健脾益胃；揉外劳宫，可温阳益气；揉丹田，可温阳散寒，以固下元。

肝经湿热

● **临床表现：** 睡中遗尿，小便量少色黄，性情急躁，面赤唇红，夜间磨牙，手足心热，口渴喜欢多饮水，舌红，苔黄，脉弦数。
● **调理原则：** 清肝除湿热。
● **推拿处方：** 清肝经 100 次，清心经 300 次，补脾经 300 次，补肾经 300 次，揉二马 3 分钟，按揉三阴交 1 分钟，揉涌泉 1 分钟。

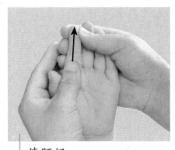

● 清肝经

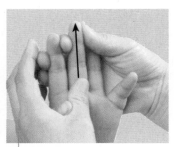

● 清心经

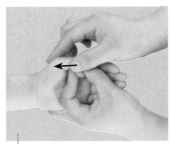

● 补脾经

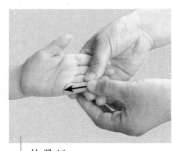

● 补肾经

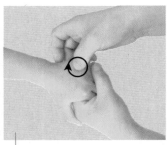

● 揉二马

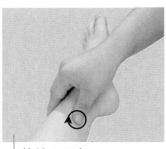

● 按揉三阴交

孙德仁河东流派少儿推拿

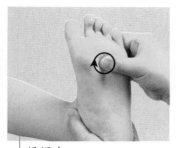

方义 清肝经、清心经以清心除烦，清利湿热；揉二马、按揉三阴交、揉涌泉以滋补肝肾之阴而抑制湿热，引热下行；补脾经、补肾经以扶助正气。

● 揉涌泉

单方验方

1. 韭菜根 25 克，用干净纱布绞韭菜根汁，炖熟，温服，每日 2 次，连服 10 天。可调理肾气不足型遗尿。

2. 高粱米 50 克，桑螵蛸 10 克。将桑螵蛸装入纱布袋，放入 800 毫升水中煮沸 30 分钟后取出，再将高粱米放入此汁中，慢火将米煮烂即可。每日 1 剂，分 2 次服食，食前加温。7 天 1 个疗程，愈则止服。

临床典型病案

| 崔某，男，6 岁 3 个月 | 2006 年 3 月 22 日上午 10 时来诊 |

主症： 其父代诉，孩子尿床达四年之久，时有自汗，饮食正常，但较同龄儿为少。曾用中药及针灸治疗，仍有尿床间发，或两三天 1 次，或每天 1 次。查体：体温正常，观其形，发育正常；视其面，略显少华；抚其体，似有汗出，手足欠温；察其舌，质淡红，苔薄白；候其脉，沉细而弱。

诊断： 脾肺气虚型盗汗。

调理原则： 温阳补肾，健脾开胃。

取穴： 补肾经、推三关、揉神阙、揉外劳宫、揉三阴交、揉一窝风、揉小天心、揉曲骨、擦腰骶部。用上述手法每日推拿 1 次，连续推拿 12 天，饮食较前增加，面色亦红润，其间尿床 1 次。效不更方，用上方又推拿 2 周，其间未再尿床。嘱间断推拿，以善其后。之后，每周六、周日各推拿 1 次，坚持 2 月余，尿床未再出现。

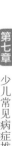